许芝银乳腺病临证精要

卞卫和 裴晓华 主编
许芝银 主审

·名医馆·

中国中医药出版社
·北京·

图书在版编目（CIP）数据

许芝银乳腺病临证精要 / 卞卫和，裴晓华主编 .—北京：中国中医药出版社，2018.6（2025.6 重印）

ISBN 978-7-5132-4646-0

Ⅰ.①许… Ⅱ.①卞… ②裴… Ⅲ.①乳房疾病—中医治疗法 Ⅳ.① R271.44

中国版本图书馆 CIP 数据核字（2017）第 308311 号

中国中医药出版社出版
北京经济技术开发区科创十三街 31 号院二区 8 号楼
邮政编码　100176
传真　010-64405721
北京盛通印刷股份有限公司印刷
各地新华书店经销

开本 880×1230　1/32　印张 4　彩插 0.25　字数 106 千字
2018 年 6 月第 1 版　2025 年 6 月第 2 次印刷
书号　ISBN 978-7-5132-4646-0

定价　39.00 元
网址　www.cptcm.com

服务热线　010-64405510
购书热线　010-89535836
维权打假　010-64405753

微信服务号　**zgzyycbs**
微商城网址　https://kdt.im/LIdUGr
官方微博　http://e.weibo.com/cptcm
天猫旗舰店网址　https://zgzyycbs.tmall.com

如有印装质量问题请与本社出版部联系（010-64405510）
版权专有　侵权必究

《许芝银乳腺病临证精要》编委会

主　审

许芝银

主　编

卞卫和　裴晓华

副主编

姚　昶　任晓梅　马朝群　李　琳

编　者（以姓氏笔画为序）

丁天雯　王　聪　王江涛　叶　蓓
冯泽宇　朱智媛　汤佳崟　许岩磊
何　鹏　应　语　宋波洋　张晓清
陈　绪　周　君　胡萌萌　薛静娴

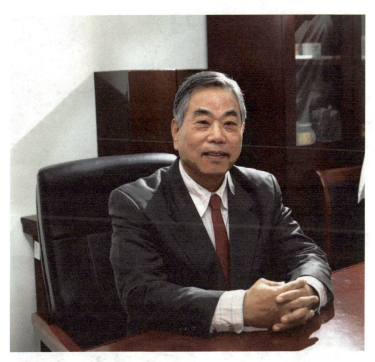
许芝银教授近影

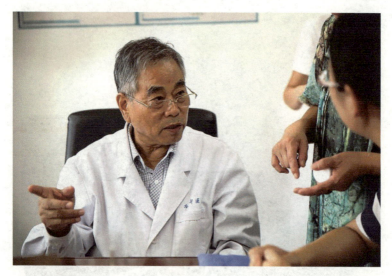

许芝银教授出诊

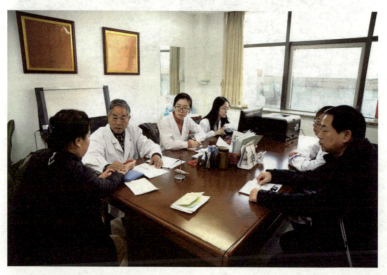

许芝银教授在门诊带教

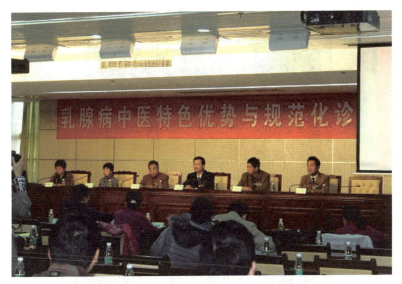

许芝银教授（主席台左三）做学术报告

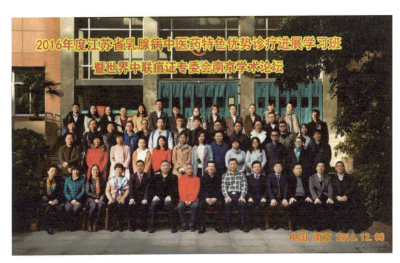

许芝银教授（前排左七）出席学术会议

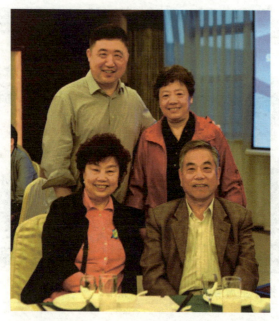

许芝银教授夫妇与本书主编卞卫和(后右)、裴晓华(后左)合影

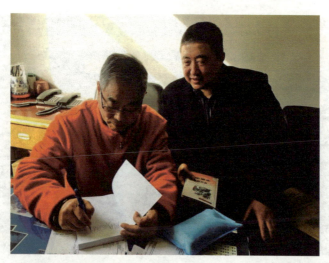

许芝银教授给爱徒裴晓华签名赠书

林　序

中医治疗乳腺病有着悠久的历史，古代中医文献对乳腺疾病的论治记载颇多。早在秦汉时期《黄帝内经》中就有关于乳房经络、生理、病理等方面的论述。《中藏经》中录有乳癖的病名，隋唐元明清诸多典籍中均有对乳腺病论治的阐述，《诸病源候论》还记载了乳房疾病的专门医案，而《外科正宗》对乳腺疾病的认识及诊治更为详尽。《医宗金鉴》在"胸乳部"中对内外吹乳痈、乳疽、乳发、乳中结核、乳痨、乳岩等疾病的论述则是承前启后的。几千年来，历代医家在乳腺病防治中积累了丰富的经验。乳腺疾病已成为中医治疗的优势病种，在未病先防的治疗中起到主导作用，在疑难病、急危重症的治疗中起到协同作用，在康复治疗中起到核心作用。

许芝银教授，江苏省名中医，全国第四、五批名老中医药专家传承工作指导老师，江苏省首届十大"国医名师"之一。许教授医术精湛、医德高尚、学验俱丰，他在50年的医、教、研工作中勤学医源、广采新知、勇于实践、提携后学、传承薪火。许教授在临床上坚持中西医结合，对疑难病证重视中西医双重诊断及联合治疗，为广大乳腺病患者解除了痛苦，为中医药治疗乳腺疾病提供了很好的思路和经验。《许芝银乳腺病临证精要》是其学术思想和临证经验的系统总结，本书的出版发行将推动中医乳腺病的学术发展，对中医药诊治乳腺疾病发挥积极的作用。

中医药学是中华民族最宝贵的财富，其中蕴含着传统医学和中华文化几千年的精华，取之不尽，用之不竭。当前，我们赶上了中医药发展的春天！国家《中医药法》的颁布及"十九大"的胜利召开，进一步给予中医药工作以肯定，给予中医药工作者的支持和鼓励。广大民众更加信赖中医，国际社会更加关注中医。发扬中医药特色优势，弘扬中医药文化，深入中医药科学研究，继承和发展名老中医的经验，是中医工作者责无旁贷的使命。

欣闻《许芝银乳腺病临证精要》一书出版，我乐于为序，以示祝贺。

林毅

2018年元月于广州

王 序

许芝银许师，江浙国医大师也，从医近甲子，德隆望尊。许师之为医者，仁也，常有患友远道而来，此为诊者，许师不虑耄耋之体，但为患者祛病为先。其为师也，传道授业解惑，桃李芬芳，传承薪火。其为学也，精勤不倦，严于律己，勇于创新。许师以仁术济世，以仁心授业，大医精诚者，莫过于此。

乳腺病学，由来已久，先古之《内经》、华佗之《中藏经》，皆有明载；明清时，发展迅速，已而三千载矣！今世之人，受困于乳癖、乳岩者众，许师观其良苦，医心不忍，责门下弟子著书，为传道解惑，亦为传承医道。本著之于乳腺病学，譬如心之于人，核之于果，君也！许师仁心仁术，学验俱丰，今其临证精华皆记于内，继先古之绝学，开后世之创新。

得此之良著传世，荣于题序。

王沛

2018年1月于北京中医药大学

李 序

中医乳腺病学历史悠久,从经典的《黄帝内经》,到魏晋时期的《中藏经》与《肘后方》,一直到明代的《外科正宗》,都对乳腺疾病的认识不断深入,理论不断创新。譬如,对乳腺癌"早治得生,若不治,内溃肉烂见五脏而死"的认识,已成为现代治疗早期乳腺癌的重要原则。随着科技进步,现今乳腺病学无论在西医还是中医学领域中,都已成为一门新兴学科,并逐步占据着重要地位,传承并发展好中医乳腺病学,是历史的要求,更是一种责任。

许芝银教授为江苏省名老中医,全国第四、五批名老中医药专家传承工作指导老师,被江苏省评为首届十大"国医名师"之一。作为一名大夫,许教授医德高尚,医技高明,为广大乳腺病患者解除痛苦;作为一名学者,许教授学风严谨,开拓创新,为中医药在乳腺疾病中的研究提供了丰富的思路;作为一名教师,许教授循循善诱,诲人不倦,培养了众多传承、发扬中医的硕士、博士和师承弟子。本书将许芝银教授对乳腺常见病的独特认识、施治理念、临证经验、典型医案融于一体,自成体系,主次分明。

乳腺病作为外科中的常见病,一直困扰着广大女同胞。近几年,随着物质生活的改善,乳腺病的发病率有逐渐升高的趋势,在国家大力提倡发展全科医疗,大力推广家庭医生签约模式的背景下,本书可供乳腺专科医师临证学习,也可满足全科医生及广大中医爱好者获取新知识的需要。相信本书的出版，能为中医乳腺病学的传承和发展做出积极的贡献。

传承和发扬中医，正需要这样的书籍，是为题序。

李曰庆

2018年1月于北京

编写说明

乳腺疾病是临床常见病，近年来乳腺癌的发病率不断升高，乳腺疾病的诊治越来越受到广大女性的重视。中医乳腺病学有着悠久的历史，且发展迅速，前辈们积累了丰富的经验，具有鲜明的学术特点和学术地位。按照"继承好，发展好，利用好"的要求，整理名老中医的学术经验，是传承和发展工作的重要部分。

许芝银教授是全国第四、五批名老中医药专家传承工作指导老师，江苏省首届"国医名师"，是位德艺双馨、严谨求实、容纳众长、衷中参西、勇于创新、学验俱丰的著名中医乳腺病诊治专家。在长达50多年的行医生涯中，对乳腺疾病的诊治更有独到的临床经验，并凝练出学术思想。为继承和发扬许芝银教授在乳腺疾病防治方面的宝贵经验，我们总结整理了《许芝银乳腺病临证精要》。

全书主要分两个部分：第一部分为许芝银教授学术经验概述，简要介绍许芝银教授立志从医的艰辛历程，不忘初心，德艺双馨，硕果累累的成就；阐述许芝银教授衷中参西，融会贯通；病证结合，重视诊断；施治精妙，主次分明；内外兼治，注重整体的学术思想。第二部分主要介绍许芝银教授对各种乳腺常见病的独特认识及施治理念、临证经验，并分析其理法方药之精妙，介绍典型医案。

书中所用方剂按方名首字母拼音顺序排列，附于篇末，方便查阅。

本书由许芝银教师的师承弟子及众多已经毕业的博士、硕士研究生共同编写完成。他们跟随许老学习多年，对许老的学术思想及临床经验有很深的理解及认识。在编写过程中，得到江苏省中医院领导及教育处陈理处长的大力支持，也得到了江苏省中医院乳腺病科全体医护人员及在读研究生的帮助，在此表示衷心感谢！

由于时间仓促，编写经验不足，书中难免存在不足之处，恳请同道及读者批评指正。

卞卫和　裴晓华

2018年1月于南京

目 录

第一部分　学术经验概述　001
　　一、立志从医，德艺双馨　002
　　二、衷中参西，融会贯通　004
　　三、病证结合，重视诊断　005
　　四、施治精妙，主次分明　006
　　五、内外兼治，注重整体　007

第二部分　乳腺病临证精要　009
　　一、乳腺增生　010
　　二、男性乳房异常发育症　015
　　三、少儿乳房发育异常症　021
　　四、急性乳腺炎　025
　　五、乳头风　032
　　六、乳头皲裂　038
　　七、乳房湿疹　042
　　八、乳头溢液　046
　　九、乳汁不足　056
　　十、乳瘘　063
　　十一、非哺乳期乳腺炎　070

十二、乳腺纤维腺瘤　　　　　　　　　　076

十三、乳腺囊肿　　　　　　　　　　　　082

十四、导管内乳头状瘤　　　　　　　　　088

十五、乳腺癌　　　　　　　　　　　　　093

附录　主要方剂摘录（按方名首字拼音排列）　　108

第一部分 学术经验概述

许芝银，男，1939年生，安徽来安人。主任中医师，教授，博士生导师，享受国务院特殊津贴。1964年毕业于南京中医学院（现南京中医药大学）中医系（六年制），长期从事临床、教学、科研工作，先后培养硕士研究生10名、博士研究生24名、博士后研究生1名。历任南京中医学院中医外科教研室主任；江苏省中医院外科主任、副院长；江苏省第六、七、八届中医药学会常务委员，江苏省中医药学会外科分会主任委员，江苏省第一届、第二届中医药科学技术委员会委员，中华中医药学会外科分会副主任委员，中华中医药学会外科分会甲状腺病专业委员会主任委员，南京中医药大学卫生部临床药理基地副主任；全国新药评审专家；江苏省高级卫生技术职务评审委员会委员；全国第四批、第五批名老中医药专家传承工作指导老师；1994年被评为"江苏省名中医"；2016年被评为江苏省首届"国医名师"。

一、立志从医，德艺双馨

许老出生于连年战乱、满目疮痍、民众生活苦不堪言的旧社会，广大人民的健康水平十分低下，到处缺医少药。因此，许老自幼立志从医，提高百姓的健康水平。新中国成立，使许老的志向如愿以偿，1958年高中毕业的他，以优异的成绩考入南京中医学院，正式步入中医学的殿堂。在6年的大学生涯中，许老刻苦学习，努力钻研，奠定了坚实的中医理论基础。由于学习成绩优秀，毕业后留在附属医院工作。工作后不久，就响应"把医疗卫生工作的重点放到农村去"的号召，义无反顾地投身到巡回医疗的队伍中，先后在江苏句容、武进、宿迁等地巡回医疗，无数寒暑，走村串户，坚持在基层巡诊，深入农民家中、田间地头为农民兄弟服务，宣传科普，防病治疗，积极培养"赤脚医生"，为群众提供基本的医疗服务，为农村基层医疗工作的发展尽自己的最大努力，做出了很大贡献，同时也为自己今后医疗生涯的发展积累了丰富的经验。

医者仁心，许老将陈实功《外科正宗》"五戒十要"之训谨记在心。医道以德为先，中医受儒家学术思想的影响，把医学定位为"仁术"，好的医德称为"仁心"。许老"仁心仁术"，德艺双馨，平时心里时刻装着病人，无论大事小事都切实为病人考虑，事无巨细，亲力亲为。许老的病人很多，来自祖国各地，从外地赶来的病人常常挂不上号，许老就不顾疲劳给病人加号，延迟下班，给外地病人诊治。年近八旬的许老，经常这样加班工作，身体不免有些疲乏，家人与学生都热心劝他注意身体，避免过于劳累，但他总是说："病人远道而来，不容易，这样信任我，我不能辜负他们，我晚一点下班又有何妨！"

许老以仁心仁术对待病人，在同道及学生的心中树立楷模，对同事也非常尊重，常说"三人行必有我师"；对学生辈的同事不断成长成才、名声鹊起感到欣慰和鼓舞，始终认为"青出于蓝而甚于蓝""长江后浪推前浪"是中医事业发展的必然结果。尤其是任职院领导后，行政工作繁忙，面对医、教、研工作又不能放松，责任大，任务重，许老还是坚持努力做好自己分管的工作，亲力亲为，从不盛气凌人，深为大家赞颂。他对待学生如慈父一般，耐心教导，循循善诱，无论工作多么繁忙，对学生有问必答，将行之有效的临床经验和心得体会毫无保留地传授给学生，无私奉献，桃李满天下。

许老在学术上认真钻研，严谨求实，容纳众长，善于总结，成果丰硕。

许老在50多年的行医工作中，积累了丰富的临床经验，在中医外科领域具有很大的影响力,尤其是在甲状腺疾病、乳腺疾病诊治方面有自己独特的见解,形成了颇有影响的学术体系。对乳腺增生的治疗,许老认为肝肾同源,应该从补益肝肾、调摄冲任论治,注重疏肝理气,临床屡获奇效。据此开发研制的"克乳痛胶囊"已经通过国家新药审批,现更名为"丹鹿胶囊"上市。对于乳腺癌的治疗,许老也有独到之处,通过补肝益肾、调理冲任治疗乳腺增生及乳腺癌前病变,以达到未病先防的目的,将"治未病"理念广泛应用于乳腺病的治疗中。在乳腺癌的综合治疗中,认为扶正抑癌是中医药大有可为的部分,有许多值得进一步研究的课题。

许老通过50多年的辛苦付出,不断积累,硕果累累,主编专著6部,参编著作8部,发表核心期刊论文30余篇,获"江苏省科技进步"三等奖1次、四等奖1次,主持国家级课题2项、省级课题1项、省中医药管理局课题3项,获2次国家专利,获"江苏省中医药科技成果"二等奖2次。主编的临床方剂丛书《外科病实用方》获华东地区科技图书一等奖。

二、衷中参西,融会贯通

许老系科班中医出生,虽然一工作就进入外科领域,注定与手术结缘,但他仍然坚持以中医为本,诊疗中始终以整体观念、辨证施治指导临床实践。外科疾病多以局部症状为主诉,往往没有全身症状或全身症状不明显,许老常常能透过现象看本质,仔细分析患者疾病的根源,以丰富的经验进行精准的辨证分析,给予对证的治疗,临床取得奇效。

乳腺增生是临床常见病、多发病,许老通过对病情的仔细观察,发现病证与月经周期相关,因此改变了原来单纯疏肝理气的治法,而是以补肾调周入手,开发了"调摄冲任、散结止痛"的丹鹿胶囊。许老重视分析疾病的本质，审证求因，辨证论治，方能对症下药，药到病除。

许老是中医的坚守者，但作为外科医师、外科主任，急腹症、甲状腺疾病、乳腺疾病等普外所有的手术在年轻时都干过。他常说："外科疾病种类繁多，需要仔细甄别，病情常常进展迅速，一定要保持清醒的头脑，需要手术的必须马上手术，不能耽误病情，中医药在外科疾病中可以全程参与。"他强调要适时运用中药，这对快速康复有很大的帮助。

对乳腺癌的治疗，许老尤其重视西医的规范化治疗，并将中医药治疗贯穿于乳腺癌治疗的全过程。他认为，临床上需因人、因时、因地治宜，既不能盲目地重用有毒的峻猛攻逐之药，企图在短时间内消除肿瘤，这样必耗气伤阴败胃；也不能一味地用补益药，促使肿瘤生长或闭门留寇。认为肿瘤的发生、发展既与肿瘤细胞的特性有关，也与个人机体的内环境有关，中医讲"正气存内，邪不可干"，其正气的广义内涵就是机体的内环境是否能抵御或者抑制肿瘤细胞的生长，外因通过内因而起作用。许老的分析深入浅出，衷中参西，中西医融会贯通。许老从来不拘泥中医、西医，总是中西互补，取长补短，为病人提供最合适的治疗，这应该就是中西医结合的精髓。

三、病证结合，重视诊断

病是对疾病发展全过程中所出现的与其他疾病表现具有的不同特点，以及病情发展的独特规律所作出的概括。因此，许老认为辨病有助于对疾病发生发展规律的认识，明确诊断疾病是治疗有方的关键。证是疾病在发展过程中的某一阶段病理本质的概括，是通过望、闻、问、切获得的由一组相对固定的、有内在联系、能揭示疾病某一阶段或某一类型疾病本质的症状与体征构成。许老认为，病与证既有联系又有区别，在诊治病人过程中，诊断非常重要。病证结合可以获得双重诊断，既可以从中医证的概念上获得证型的分析，为辨证施治提供依据；又可以从西医的明确诊断中了解疾病发生、发展规律，为判断疾病预后提供依据。许老通过50多年的临床积累认为，对诊断明确的疾病，应该在执行现代疾病规范化治疗的基础上配合辨证治疗以提高疗效，减少毒副作用，而在诊断不明确或一些疑难病症中，辨证精准往往对疾病的治疗起到关键的作用，尤其对于一些慢性疾病，即使有明确的诊断，但只要中医药治疗优势明显，也当以中医辨治为主。辨病与辨证孰重孰轻需根据病情而异，无论孰重孰轻，病证结合都可以取长补短，优势互补，有助于更深入认识疾病的本质，对治疗有更好的指导作用。

在乳腺疾病的诊治中，许老将病证结合的理念运用于各类疾病中。如乳痈初期，乳汁郁积，未形成脓肿，虽然患者发热恶寒，血象升高，但许老认为邪仍在表尚未入里，解表通乳可以见奇功；而痈肿成脓、热毒内蕴，许老就要抽取出脓液做培养，分析何种细菌感染，从而有助于选药治疗。乳腺增生的辨病、辨证都十分重要。乳腺肿块、疼痛随喜怒而消长或随月经周期变化而变化，这可以辨证为肝郁气滞、冲任失调；而肿块固定无消长，就要进一步辨病是增生还是肿瘤占位。乳腺癌患者也需辨病与辨证相结合，癌有早、中、晚期，证有寒、热、虚、实，甚至有上热下寒、虚实夹杂的复杂证候。许老认为辨清病、证是基础，辨病、辨证过程是深入认识疾病的过程，可以为治疗方案的制订提供可靠的依据，无论辨病、辨证都是疾病诊断的重要方面，尤其是对接受中医药治疗的患者，两者缺一不可。

四、施治精妙，主次分明

《医学源流论》云："用药如用兵。"许老在临床实践中，不仅辨证精准，用药更是精心布局君、臣、佐、使，充分考虑病证、机体、药味三方面的因素，同时结合治未病的理念。如乳痈初期，恶寒发热，虽为表证，但用药中亦会加入适量的清热解毒之品，辨病用药，防微杜渐。治疗乳腺增生时，常常加入健脾之味，"知肝传脾，当先实脾"。尤其对乳腺癌病人的治疗，更加周密，考虑放、化疗对病人的影响，或合并其他疾病的情况。对病机复杂、虚实兼夹的病人，许老认为，宜视其轻重、标本缓急，分期治之。如病人在化疗期间，消化道反应严重，白细胞下降，还有高血压、心脏病，病证分析时有肝胃不和、胃逆不降、气血不足、脾肾两虚、心虚血瘀、肝阳上亢等，症情复杂多变。许老认为，从中医的辨证论治原则出发，因先和胃降逆、疏肝健脾，因为脾胃为后天之本，脾胃功能恢复了，气血才能获养，肝气疏通，气机通达，气血经络才不阻滞。

许老不仅治疗思路清晰，而且其施治精妙还在于用药精简、主次分明。浆细胞性乳腺炎病情复杂，许老往往先予阴阳辨证，纲举目张。辨为阴证后，以阳和汤原方治疗，鹿角胶、熟地、炮姜、麻黄、白芥子、肉桂、生甘草，偶加蒲公英、赤芍等药，临床常常取得良好的效果。

许老临床治疗乳腺增生的经验方，已开发为"丹鹿胶囊"新药。其处方就非常精妙，鹿角片温阳活血消肿，何首乌、蛇床子补益肝肾、燮理阴阳，丹皮、赤芍、郁金活血散瘀止痛，昆布、牡蛎软坚散结。8味药物共奏补益肝肾，燮理阴阳，活血化瘀之功，能调理冲任，维持女生正常生理平衡，达到祛除病因、从根本上治疗乳腺增生的目的。

五、内外兼治，注重整体

中医外科疾病非常重视外治，乳腺疾病的中医治疗也强调内外合治。许老认为，乳腺疾病在临床上通常有以下三种情况：一种情况既有局部症状又有全身症状，如乳痈初期，局部乳腺肿块有红热，又有恶寒发热等全身症状；乳腺增生局部可扪及包块、压痛，又伴情志不畅、心烦易怒、胸胁痞满、月经不调等全身症状。第二种情况，只有局部症状，没有全身症状，如乳腺纤维瘤，全身无明显不适，还有部分浆细胞性乳腺炎、乳腺增生及乳腺癌的病人。第三种情况是无局部症状，只有全身症状，如乳腺癌术后的病人，局部病灶已手术切除，但放化疗的毒副反应导致病人有许多全身症状。根据临床上的不同情况，许老认为，内外兼治、重视整体的辨证非常重要，必须审证求因，辨别病情本质的寒热虚实、表里阴阳，尤其对局部症状与全身症状不一致的情况，要根据病情的本质，辨别真假。如乳腺增生人，局部症状乳腺包块、无红热、作胀、轻压痛，随月经周期而变化，属阴证；而同时病人表现烦躁易怒，失眠多梦，舌红苔薄黄，脉弦，有肝火上炎的阳证症状。治疗时先应清肝泻火，以后再考虑理气散结。

许老也十分重视外治，曾对炼丹的工艺做过专门的研究并获得专利，还专门对丹药的毒理进行研究，用于指导临床安全用药。其对乳腺疾病疮面的治疗也有独到的经验，认为阴阳辨证仍是乳腺疮面辨证的总纲领，对浆细胞性乳腺炎的复杂疮面每次换药要使药尽量清创，彻底去除腐肉。"外治之理，及内治之理""有诸内者，必形于诸外"，许老认为内外治同样重要，只有内外兼治，才能从整体上帮助病人快速恢复。

第二部分 乳腺病临证精要

一、乳腺增生

乳腺增生是发生在乳腺组织的既非炎症，也非肿瘤的良性增生性疾病。本病是临床上最常见的乳房疾病，好发于25～45岁的中青年女性，发病率占全部乳房疾病的75%。因现代女性生活压力增大及环境等因素等的影响，乳腺增生的发病率逐年上升，严重影响女性身心健康。其中乳腺非典型增生病属于癌前病变的范畴，癌变率10%。本病的临床特点是单侧或双侧乳房疼痛并出现肿块，疼痛和肿块与月经周期及情志变化密切相关。此病属于中医的"乳癖"范畴。中医在乳癖的治疗上相比西医治疗而言有较大的优势，临床效果显著，毒副作用低。

1. 治疗乳腺增生的学术思想

关于乳腺病的病因病机，中医古籍早有记载。《内经》就有："足阳明胃经行贯乳中；足太阴脾经，络胃上膈，布于胸中；足厥阴肝经上膈，布胸胁绕乳头而行；足少阴肾经上贯肝膈而与乳腺关联；冲任二脉皆起于胞中，任脉循腹里，上关元，至胸中；冲脉挟脐上行，至胸中而散。"说明了乳腺病的发生、发展与足厥阴肝经、足阳明胃经及冲任二脉关系密切。陈实功在《外科正宗》中指出："乳癖乃乳中结核，形如丸卵，或重坠作痛，或不痛，皮色不变，其核随喜怒而消长。"认为乳癖多由思虑伤脾，恼怒伤肝，郁结而成也。《外证医案汇编》也说："乳症，皆云肝脾郁结，则为癖核。"指出乳癖主要脏腑定位是肝、脾、肾，并与情志改变、月经不调有关。

许老在乳腺增生的诊治上积累了几十年丰富的临床经验，门诊此类患者较多，中药疗效显著。许老认为，乳腺增生的病机中心在于肝肾。女性子宫、乳房的生理活动都是以肝为枢纽，时时都处于增生、复旧、再增生的周期性过程。中医学认为，子宫、乳房的生理活动与肝肾、脾胃、冲任二脉关系密切，但四者之中又以肝为调节枢纽。基于肾为病之本、女子以阴血为主的认识，乳腺增生所表现出的周期性疼痛和肿块的发生，都是与月经周期中阴阳消长转化的关系密切相关。这种周期转化，是在肾气—天癸—冲任这个性腺轴调控下完成的。天癸作为促发生殖生理功能的重要物质，虽来源于肾，却须和以气血，通过肝之化藏和疏导，注入冲脉，行于胞宫，方能发挥作用。同时肝与肾，一疏泄一闭藏，相互制约，共同主持，方能保证子宫、乳房正常的周期性生理过程。脾胃虽为生化之源，但脾升胃降有赖于肝之疏泄功能的正常。肾气是核心，胞宫和乳房是性腺轴的靶器官。乳癖的发生，与阴阳消长转化不利密切相关。如经后肾失充养，冲任不足，至经间期而不能达到重阴水平，影响经前的阴消阳长，阳气不足，肝失疏泄，冲任失和，气滞阴痰凝结、乳腺复旧不全而产生诸症。

许老认为，本病临床表现主要是肿块与疼痛两个症状。按中医理论，肿块的中医病机多为气滞痰凝或气滞血瘀；疼痛的病机为气滞，经络阻塞，不通则痛。临床上可以把本病分为气滞痰凝型与冲任失调型。气滞痰凝型主症为乳房胀痛或刺痛，乳房肿块随喜怒消长，或伴胸胁胀闷不适，舌质淡红、苔薄白，脉细涩。冲任失调型主症为乳房肿块或胀痛，经前疼痛加重，经后痛减，伴月经不调，腰部酸胀，舌质淡红、苔薄白，脉沉细。

2. 治疗乳腺增生的证治经验

许老认为，虽然乳腺增生临床表现多样，但治本在调肝补肾，并随着月经周期的变化，在治疗上有相应变化，对兼夹的其他证型则辨证论治。

（1）治本调肝补肾

天癸是促进人体生长、发育和生殖机能，维持妇女月经和胎孕所必需的物质。它来源于肾精，受后天水谷精微的滋养而逐渐充盛。肾为先天之本，天癸赖以滋养，天癸充盈，则月事以时下，乳房为女子重要的副性器官，其生长发育与肾密切相关。同时，肝藏血、主疏泄的生理功能也有赖于肾气温煦。一旦肾气不足，气血生化运行失调，影响乳房的正常发育，久之而有痰癖之变，临床上也常见乳癖与妇人先天不足、不育、流产、产后损伤有关。故而，许老认为乳癖之为病，肾气不足，以致肝失所养、肝失条达、肝气郁结是其本。若肾之阴阳不足，则肝体不充，肝阳亦有所不及，肝失疏泄，肝郁乃成，郁久化火，气郁及血，致使乳房脉络失畅。因此，许老认为乳癖的治本在于调补肝肾，肾气充盈，阴阳调和，肝血得以疏泄正常，则乳痛减轻。

（2）分月经周期

冲任隶属于肝肾，女子经事由冲任所主，冲任起于胞中，上为乳汁，下为月水，乳房与子宫通过冲任的联系，上下相通，故在月经周期中，乳房随冲任血海的变化而有充盈、疏泄之别。肝肾亏损、冲任失调，临床上多有周期性的乳房胀痛，乳中结块的加重与缓解。现代医学认为，乳腺小叶增生乃黄体素生成不足和雌激素相对或绝对过多的长期刺激，以致月经周期中乳腺增生和复旧过程发生紊乱，久而形成本病。纠正这种内分泌的紊乱，与调节其垂体的功能关系密切，即有赖于各期激素的不同含量及其所引起的负反馈的建立，逐渐恢复其正常生理变化，才能从根本上防止并扭转乳腺增生的进一步发展。所以许老认为治疗乳腺增生，不能拘泥于一方一法，应根据月经周期分为经前、经期、经后三个时期，经前疏肝理气，经期调经为要，经后补虚为当。

(3) 辨证论治，治疗兼证

治疗乳癖时，根据患者个体表现，还有气滞、血瘀、痰凝为主的兼夹证型，临床治疗时应辨证论治。

肝与脾胃有关，肝疏泄不及，肝郁化火，损耗气血，致使乳房脉络失畅，肝郁气滞，水湿津液不运，酿成痰湿，痰湿与肝郁气滞相合，本虚标实，形成乳癖。经血来潮，气随血泄，故乳房脉络等亦告暂时缓解，继而经前期来临，阳长至重，又将激发肝气之偏旺而郁结。

肾水不足，水不涵木，肝气郁结，日久气滞血瘀，痰瘀互结。故宜培植肾元以治本，兼疏肝解郁，理气行滞，化痰和血以治标。

3. 方药心裁

许老根据乳腺增生的发病机理，治疗主要采用补肾疏肝解郁、理气行滞、和血祛痰、化痰散结。并强调方宜温和为贵，反对攻伐太过。肝肾精血互滋、气阳共享，故补肾必兼补肝，临床上必先辨明证属面白乏力、腰膝酸软、舌淡的阳虚，还是咽干、五心烦热、舌红苔少的阴虚，阳虚予以仙茅、仙灵脾、鹿角片，阴虚则予女贞子、枸杞子、墨旱莲等品。疏肝则不忘养血，肝为刚脏，以血为体，以气为用，宜选用辛润之品，药选郁金、香附、川楝子、青皮、白芍、当归。若急躁易怒，舌红，苔黄腻，加入夏枯草、山栀清肝火；若疼痛较甚，加入橘叶、橘核理气散结止痛。乳癖病程较长，气滞血瘀，久病入络，加丹皮、丹参、赤芍等；痰瘀互结，疏通经络，加白僵蚕、陈皮等化痰散结。养血活血贯穿整个月经期，月经前疏肝理气，月经期后，补血重于活血，加黄芪以助升发。排卵期后，活血重于补血，常佐牛膝，引血下行。

许老在用药配伍中重温阳，不仅阳虚者重用温阳，即便是阴虚患者，在滋阴养血品中也常酌加温阳之品，既助脾之运化，亦可阴阳互生。温阳药物大多有类性激素样作用，通过对垂体-卵巢轴的作用，进一步对体内的性激素产生双向调节功能，故对乳腺增生有预防治疗作用。许老善用桂枝，临床配仙灵脾、鹿角片，效果更佳。

4. 验案范例

张某，女，35 岁，2015 年 11 月 10 日初诊。双侧乳房疼痛反复发作 1 年余，加重 2 月。

1 年前反复双乳疼痛，月经前加重，诊断为乳腺增生，曾在多家医院治疗，口服三苯氧胺、乳增宁、乳康片、乳癖消、逍遥丸等，效果不佳，反复发作。近 2 月来，因家庭琐事，心情郁闷，情绪低落，感双侧乳房刺痛明显，舌边尖红、苔薄白、脉沉缓。查体：双乳均可触及大小不等结节，质韧，边界欠清，触痛明显。双腋下未触及明显肿大淋巴结。双乳 B 超示双侧乳腺增生。证属肝郁气滞，治拟疏肝理气。药用：

郁金、青皮、丹皮、赤芍、白芍、丹参、法半夏、茯苓、陈皮、橘叶、橘核各 10g，陈皮 6g，徐长卿 20g。7 剂。

每日 1 剂，水煎服。7 剂后，述乳房疼痛明显减轻，诉乳房时有灼热感，此乃阳郁化热，故原方加夏枯草、黄芩各 10g；再服 14 剂以疏肝泄热后，自觉包块缩小；继用 1 疗程后，包块消失，疼痛完全缓解。嘱再用 1 疗程以巩固疗效后复查 B 超，未见明显异常。

李某，女，24 岁，2016 年 1 月 18 日初诊。双乳胀痛 3 月余。

患者 3 月前因工作压力大，出现月经紊乱，月经推后不至；后出现双乳胀痛，不能触碰，腰酸，手足清冷，舌淡，苔薄白，脉沉细。末次月经：1 月 7 日。周期 40 天左右。查乳腺 B 超示：双乳腺体回声不均质，腺叶呈中等强度的光点、光斑，腺体回声增粗、增强，结构紊乱。提示乳腺增生。查体：双乳触痛明显，扪及大小不等结节、质韧、边界欠清。双腋下未触及明显肿大淋巴结。证属肾虚肝郁，冲任失调。治拟补肾疏肝，调摄冲任。药用：

仙茅、仙灵脾、川断、桑寄生、桂枝、肉苁蓉、郁金、青皮各10g，制附片3g。7剂。

每日1剂，水煎服。14剂后，述乳房疼痛及手足清冷稍好转；原方加桃仁、红花、益母草各10g，再服用7剂，诉月经至，乳房疼痛完全缓解，触诊无疼痛，结节明显缩小。

田某，女，32岁，2016年6月18号初诊。

近半年来情志郁闷，心烦易怒。2个月前发现双乳房有肿块，月经前及行经期间，两侧乳房胀痛，偶有刺痛且乳房肿块随情志波动而增大。查体：双乳大小对称，双侧乳房外上限可触及如鸡蛋大肿块，质软、活动、压痛，皮色不变，与胸壁无粘连，乳头无异常分泌物，舌淡，苔薄白，脉细弦。辨证：肝郁气结，乳络阻滞。证属情志不畅，肝气郁滞；治拟疏肝理气，通络散结。药用：

柴胡10g，郁金10g，川芎10g，白芍10g，赤芍10g，川楝子10g，香附10g，青皮10g，当归10g，炒山甲10g，皂角刺10g。

7剂后复诊，诉烦躁易怒明显减轻，双乳压痛不明显，原方加丝瓜络10g，瓜蒌仁10g。再服14剂后，双乳外上肿块触及不明显。

二、男性乳房异常发育症

男性乳房异常发育症，中医称之为"乳疬"，是指男子乳房在青春期或成年以后出现单侧或双侧增大，乳晕后方出现扁圆形肿块，甚至呈现女性型乳房，伴有胀痛的病症。本病分别发生于青春期和成年以后，前者多为原发性，后者多为继发性，继发性以中老年者为多。随着生活水平的提高及青春期年龄的提前，临床亦常见到10岁左右的儿童患者。

本病属于良性的乳腺间质和导管增生，或可自行消退。随着现代社会的工作、生活压力增大，以及饮食结构的改变，此病的发病率呈上升趋势，并且逐渐年轻化。西医对本病的治疗主要采取内分泌活性药物，但副作用大；中医通过辨证论治，改善患者身心痛苦，疗效显著。

1. 历代医家治疗乳疬的学术思想

男子乳头属肝，乳房属肾，而冲任隶属于肝肾，冲任之本在肾。所以乳疬发病当首责肝肾不足，冲任失调。

"乳疬"之名最早见于宋·窦汉卿《疮疡经验全书》，书中对该病症状进行了描述，云："其症于一侧或两侧乳晕部有核子，圆形或椭圆形，质地中等或稍硬，疼痛或压痛，乳房变大增厚，状如妇乳。"自明代以后关于乳疬的记载逐渐增多，《外科枢要》将本病发病责之肝、脾、肾之虚损，寒凝阴滞，立法调补气血及通阳理气活血治疗；陈实功《外科正宗·乳》指出："乳癖乃乳中结核，形如丸卵，或坠重作痛，或不痛，皮色不变。其核随喜怒消涨……男子乳节与妇人微异，女损肝胃，男损肝肾，盖怒火房欲过度，以致肝虚血燥，肾虚精怯，血脉不得上行，肝经无以荣养，遂结肿痛。"这不仅指出本病的症状，更进一步阐述了本病的病因病机和男女乳病病位的不同，认为乳疬多由怒火、房欲过度，以致肝虚血燥、肾虚精怯而成，以调补肝肾、补益气血为治疗大法；《外科秘录》则进一步强调了本病与痰凝关系，注重消痰化癖治疗。

2. 西医男性乳房异常发育症的病因

男性乳房异常发育症的病因很复杂，大致分为原发性和继发性两类。

（1）原发性男性乳房发育症

新生儿乳房发育症：于出生后 2～10 天发生。原因是新生儿乳腺受胎盘高雌激素水平的影响，乳房可出现乳汁泌出，症状会很快消失，偶尔可持续数月。

青春期乳房发育症：男性出现乳房肥大，一般从13岁开始，持续数月或数年，有自限性。激素水平测定，提示睾酮、二氢睾酮低下，而雌激素或雌二醇/睾酮比例增高。此外，临床上还有可能与生长激素及肾上腺皮质激素对乳腺的刺激有关。

老年乳房发育症：老年人发生本病，主要由于睾丸退化导致雌/雄激素比值绝对升高。或者是性激素、黄体激素及睾丸间质细胞对促性腺激素的反应性下降等倾向性因素。

（2）继发性乳房发育症

继发性男性乳房发育症，多由内分泌性和非内分泌性两类疾病引起。

内分泌性疾病：睾丸功能低下，雄激素分泌严重不足，使得血浆内睾酮与雌激素比例发生改变。如隐睾、先天性睾丸发育不全，胎儿期发育睾丸间质细胞功能不全，睾丸炎和睾丸肿瘤等；甲状腺功能亢进、垂体前叶肿瘤、男性假两性同体、糖尿病患者等。

非内分泌疾病：如长期嗜酒、肝脏疾病、营养不良、自身免疫性疾病、家族性男性乳房发育、外伤、炎症及应用某些药物（特别是长期使用雌激素治疗某些疾病）等引起。

3. 证治经验

许老认为乳痈的治疗需审证求因，治病求本，重在疏肝补肾。

（1）疏肝理气

男子乳头属肝，因情志不遂，或暴怒伤肝，至肝气郁结不畅，气滞则血瘀，郁久则化火，灼伤肝肾之津液，炼液成痰，津不上承，脉络失和而形成乳痈。临床表现为：乳房肿块偏硬，乳房胀痛，心胸烦闷，舌质淡红，舌苔薄白，脉弦或弦数。许老治疗乳痈，认为疏肝理气为首要，调达肝气而散郁结，方药中会加入柴胡、郁金、青皮、橘叶、橘核等疏肝理气。柴胡、郁金相配，共奏疏肝解郁之功；橘叶、橘核性平和，可疏肝行气散结；青皮除了疏肝理气，还有行气止痛之功，缓解乳癖患者的乳房胀痛。对于肝火旺盛的患者，加入夏枯草清肝火，散乳结。

（2）补肾阴或肾阳

乳癖的患者因先天禀赋不足，肝肾精血不能资助冲任，冲任脉气不通；脾运不健，气血生化乏源，冲任不充，在下则精室不能充满和溢泻，在上则痰瘀凝结乳络而成本病。或因年老体衰，久病及肾，肾之阴阳两虚，不能涵养肝木，肝木失养，木气不舒，疏泄失职，则痰湿停聚，上结乳络，亦能发为本症。临床表现为：乳房结块如妇人状，伴头昏目眩，腰膝酸软，口燥咽干，五心烦热，舌红少苔，脉细而数；或伴腰膝酸软，畏寒肢冷，不耐劳作，或面部少须，睾丸细小，舌淡脉细。许老治疗乳癖重在补肾，分补肾阳和肾阴。肾阴虚患者加左归丸来滋补肾阴，方药用熟地黄、菟丝子、牛膝、枸杞、鹿角、山茱萸、山药。山茱萸养肝滋肾，涩精敛汗；熟地黄、山药补脾益阴，滋肾固精；配菟丝子、牛膝、鹿角、枸杞补肝肾，健筋骨。肾阳虚患者加二仙汤温肾阳，补肾精，调冲任。方药用仙茅、仙灵脾、当归、巴戟天、黄柏、知母。方中仙茅、仙灵脾、巴戟天温肾阳，补肾精；黄柏、知母泻肾火，滋肾阴；当归温润养血，调理冲任。全方配伍特点是壮阳药与滋阴泻火药同用，以适应阴阳俱虚于下，而又有虚火上炎的复杂证候。

（3）治疗兼证

乳癖有一部分患者是外感湿热疫毒，或长期嗜酒，或服用伐肝损脾之品，可导致肝血亏虚、肝阴不足、肝失柔养、肝气郁结；脾气亏虚，脾运不健，痰湿内生，则气结痰凝、乳络瘀滞而发病。许老治疗这部分患者时，常加用柔肝、保肝及化痰之品，如金钱草、田基黄、垂盆草、海藻、昆布、生牡蛎。

肝气郁结不解，气滞日久，则经脉不利，气机失调，瘀血阻于乳络而致本病。许老治疗兼夹血瘀的患者，常加用活血化瘀之品，如乳香、没药、三棱、莪术。

4. 验案范例

陈某，男，51岁。2016年1月15日就诊。

发现右乳晕后方肿块半年余，按压疼痛，皮色不变，无恶寒发热，心胸烦闷，咽中有痰稠黏、不易咯出，苔薄黄，脉细弦。查乳腺B超示：右乳头后方皮下腺体回声不均质，结构紊乱，厚度约0.8cm。提示男性乳房异常发育。查体：右乳触痛明显，乳头后方扪及一肿块，大小约2.0cm×2.0cm，质韧，边界欠清，活动度一般。证属肝郁痰凝。拟疏肝解郁，化痰消结。处方：

柴胡10g，郁金10g，青皮10g，橘核10g，夏枯草15g，蒲公英15g，浙贝母10g，瓜蒌仁10g，海藻10g，昆布10g，生牡蛎15g。

7剂后，右乳疼痛减轻，痰易咯出，心烦胸闷减轻。再服14剂后，痰少，右乳肿块明显缩小，无疼痛。再服14剂，加用山慈菇10g，肿块消失。

顾某，男，46岁，2016年4月20日就诊。

一周前左乳房发现一肿块，近两日饮酒后发现肿块增大、胀痛；伴有眩晕，目赤，烦躁易怒，口干咽燥，腰酸腿软，五心烦热，舌边尖红，苔黄，脉弦。查体：左乳晕后方有4.0cm×3.0cm扁圆形肿块，质韧，舌质红，苔少，脉弦细数。查乳腺B超示：左乳头后方皮下腺体回声不均质，结构紊乱，厚度约1.2cm。提示男性乳房异常发育。查肝功能示：谷草转氨酶 63U/L，谷丙转氨酶 43 U/L。证属：肝经湿热，兼夹肾阴虚弱。治则：疏肝清利湿热为主，补益肾阴为辅。方药：柴胡清肝汤合六味地黄汤加减。处方：

柴胡 10g，郁金 10g，夏枯草 10g，当归 10g，巴戟天 10g，生地黄 10g，山萸肉 10g，黄柏 10g，知母 10g，田基黄 10g，金钱草 10g，垂盆草 10g。

服 7 剂后肿块渐消，但仍感胀痛，复查转氨酶已恢复正常。续用上方，加橘叶 10g，橘核 10g，青皮 10g。服 14 剂后痊愈。

夏某，男，44 岁，2016 年 7 月 21 日初诊。

患者半年前发现右乳头下肿块，初起肿块不大，后逐渐长大，经外院多次治疗不效，情绪焦虑，唯恐癌变；伴腰膝酸软，畏寒肢冷，舌淡脉细。查体：右乳晕下扪及一大小约 3.0cm×2.0cm 肿块，质地稍硬，边界清楚，与周围组织不粘连，压痛，左乳（-）。B 超检查：右乳头后方皮下腺体回声不均质，结构紊乱，厚度约 1.0cm。提示男性乳房异常发育。证属肝郁气滞，肾阳虚弱。治拟疏肝理气，温补肾阳。处方：

柴胡 10g，郁金 10g，橘叶 10g，橘核 10g，巴戟天 10g，菟丝子 10g，牛膝 10g，枸杞 10g，鹿角 10g，仙灵脾 10g，山药 10g，三棱 10g，莪术 10g。

服用 7 剂。复诊示右乳晕下肿块较前稍软，压痛减轻，情绪好转。继服原方 7 剂。复诊示：服药后精神好转，查右乳晕下肿块较前缩小，大小约 1.5cm×1.5cm，压痛较前减轻。继服原方，加八月札 10g，山慈菇 15g，14 剂。复诊示乳晕下肿块消失，无疼痛，痊愈。追踪观察半年无复发。

三、少儿乳房发育异常症

少儿乳房发育异常症参照《现代中医乳房病学》定义，即 10 岁左右儿童（14 岁以下儿童），一侧或两侧乳晕部微隆起，乳晕中央皮下可触及扁平、圆形结块，无明显自觉症状，或有肿胀感，或有轻度压痛，乳晕部色素深，但乳头、乳晕都未发育，排除全身性内分泌疾病，即真性早熟性乳房肥大，中医称"男女童稚乳病""奶病"或"乳病"。小儿乳房异常发育症是儿童性早熟表现的一部分。性早熟是指女性 8 岁前、男性在 10 岁前出现第二性征的病变。据国外统计，性早熟发生率为 0.6%，女孩性早熟是男孩的 5 倍左右。性早熟可分为两种，即真性性早熟和假性性早熟。真性性早熟，又称中枢性性早熟，是指出现的性征和个人的性别一致，除了第二性征出现较早外，同时也有性腺的成熟和性功能的表现，即女性有排卵、男性有精子的成熟；假性性早熟，又称周围性性早熟，是指仅有第二性征出现，而无性腺成熟现象，其性征的表现可以和个人性别是同性的，也可能是异性的。临床中以假性性早熟多见。

1. 学术思想

历代中医文献对性早熟鲜有记载，但少儿乳房发育异常症的病因病机，中医古籍早有记述。《素问·上古天真论》有云："女子七岁，肾气盛，齿更发长；二七而天癸至，任脉通，太冲脉盛，月事以时下，故有子……"描述了人体正常生长、发育、生殖的生理过程与肾气充盛密切相关；《内经》曰："足阳明胃经行贯乳中；足太阴脾经，络胃上膈，布于胸中；足厥阴肝经上膈，布胸胁绕乳头而行；足少阴肾经上贯肝膈而与乳腺关联；冲任二脉皆起于胞中，任脉循腹里，上关元，至胸中；冲脉挟脐上行，至胸中而散。"说明了乳腺病的发生、发展与足厥阴肝经、足阳明胃经及冲任二脉关系密切；明代的《疮疡经验全书》亦提到："此病因女子十五六岁，经脉将行，或一月两次，或过月不行，致生此疾。多生寡薄，形体虚弱，乳上有一核，可治……"

许老认为小儿脏腑娇嫩，形气未充，乃"稚阴稚阳之体"。肾气充盛，天癸期至，人体才得以正常地生长发育。天癸源于先天，赖后天水谷精微滋养。肾为先天之本，主藏精，内寓元阴元阳；肝主疏泄，肾主闭藏，肝肾同源，且冲任皆属于肾，而小儿"肝常有余，脾常不足；心常有余，肾常不足"，肾精不充，肝木失养，或疏泄失常，气机郁滞，冲任失调，或肝郁化火，炼液成痰，痰气互结于乳络而发为本病。又因小儿年幼，饮食不节，药食不当，而脾胃尚且虚弱，无力运化，痰湿内生，停阻于乳络发为本病。在经络循行中，男子乳头属肝，乳房属肾；女子乳头属肝，乳房属胃。本病虽病位在乳房，但其本在肾，与肝、脾亦有联系。许老认为，该病病机归结于先天不足，肾亏肝郁，冲任不调，或脾弱失运，气滞痰凝而成乳下结块。

西医认为，此病多由乳腺组织对雌激素水平敏感性增强、先天性肾上腺皮质增生或肾上腺肿瘤、性腺肿瘤、外源性（医源性）应用雌激素药物或污染食物、应用雄激素药物或污染食物所致。

2. 证治经验

许老认为，本病主要临床表现为乳晕部结块及胀痛，而本病病机多是肾虚肝郁、冲任不调，或肝郁脾虚导致气滞痰凝而成乳下结块。许老在少儿乳房异常发育症的诊治上，积累了几十年丰富的临床经验，中药疗效显著。

余听鸿在《外证医案汇编》中指出："鄙见治乳症，不出一气字定之矣……若治乳从一气字着笔，无论虚实新久、温凉攻补，各方之中夹理气疏络之品，使其乳络疏通。气为血之帅，气行则血行。"许老根据病机多用补益肝肾、调摄冲任、疏肝健脾、化痰散结之法，并强调方宜温和为贵，反对攻伐太过；肝肾精血互滋，气阳共享，故补肾必兼补肝。另在临床上必先辨明证属面白乏力、腰膝酸软、舌淡的阳虚，还是咽干、五心烦热、舌红苔少的阴虚。许老在用药配伍中重温阳，不仅阳虚者重用温阳，即便是阴虚火旺患者，在滋阴泻火之时，亦酌加温阳之品，既助脾之运化，亦可阴阳互生；温阳药物大多有类性激素样作用，通过对垂体-卵巢轴的作用，进一步对体内的性激素产生双向调节功能，故对少儿乳房异常发育症有预防治疗作用。

3. 方药新裁

现代医学在本病的治疗上尚无特殊有效的办法，多认为这种表现是暂时性的、自限性的，可自行恢复，一般无需处理。

许老以二仙汤合柴胡疏肝散加减，并依据患者兼症用药，以达标本并治，临床效果显著。主要药物为仙茅、淫羊藿、鹿角片、天门冬、白芍、当归、柴胡、青皮、郁金、香附、玫瑰花、佛手、陈皮、茯苓、海藻、昆布等。方中仙茅辛温，淫羊藿辛甘温，皆归肝、肾经，相须配伍以增强温肾助阳、调摄冲任之效，现代药理研究表明二者皆有拟激素样作用，可调节内分泌紊乱；鹿角片，补肾阳益精血；天门冬甘、苦，大寒，滋肾养阴，疏肝则不忘养血，肝为刚脏，以血为体，以气为用，当归、白芍，归肝、脾经，养血柔肝，缓中止痛，配伍增其疏肝理气止痛之功；柴胡，辛、苦，微寒，归肝、胆、肺经，其性升散，具有疏肝解郁升阳的功效，药理研究表明具有抗肝损伤、利胆的作用；郁金，归肝、心、肺经，为血分之气药，既能行气解郁，又能活血止痛；青皮，性味辛苦而温，能入肝胆，善于疏肝破气，适用于各种肝气郁结之症；玫瑰花，气味清香，善能疏肝理气而解郁；佛手、香附，虽属辛苦而温之品，却无燥烈之弊，同入肝、脾、胃、肺四经，对诸气滞皆可应用，尚兼化痰宽胸之功；陈皮辛散行气，苦温燥湿，具有健脾化痰、行气宽中之效；海藻、昆布化痰软坚散乳中之核。上述药物并用，自当"壅者易通，郁者易达，结者易散，坚者易软"。茯苓，淡而能渗，甘而能补，起利水渗湿、健脾化痰之效。疼痛明显者，加延胡索、香附、乌药；舌苔白腻者，加藿香、佩兰；口干、口苦、尿黄赤者，加夏枯草、生麦芽、车前子清泄肝火。阳虚以仙茅、仙灵脾、鹿角片为君，阴虚则予女贞子、枸杞、墨旱莲等品。

4. 验案范例

患者，女，8 岁。2015 年 8 月 5 日初诊。

主诉：左乳肿块伴疼痛 1 月余。患者家长代诉：1 年多前，患者发现左乳肿块，于当地医院服中药治疗后好转。1 个多月前因饮食不节，几日后左乳再次出现肿块，并伴有疼痛。近日出现食欲不振，为求中药治疗，特来许老门诊就诊。查体：左乳晕内上可及约 1.5cm×2.0cm 肿块，质韧，边界清楚，活动度可，压痛（+）。形体偏胖，倦怠懒言，纳呆，大便溏，舌质淡，苔白腻，脉弦细。诊断：少儿乳房发育异常症，证属肾虚肝郁，气滞痰凝。方药：

淫羊藿 6g，鹿角片 6g，炒白术 8g，茯苓 10g，藿香 6g，香附 6g，薏苡仁 12g，海藻 5g。5 剂，水煎服。

1 周后复诊，家长代诉疼痛有所减轻，肿块稍有变软，食欲较前增加。效不更方，服药 3 个月后左乳肿块及疼痛症状消失，食欲恢复。随访 3 个月，未见复发。

患者，女，6 岁 2016 年 3 月 8 日初诊。

主诉：左乳房肿块伴疼痛半月余。查体：右侧乳晕处触及 1.5cm×1.5cm 肿块，压痛明显，边界清楚，质地中等，活动度可。形体偏瘦，精神不振，烦躁多动，食欲欠佳，偏食荤腥，大便干结，追问半月前有外出旅游、进食较多鸡翅史。舌质红、苔薄黄，脉弦。血常规、胸片均正常。诊断：少儿乳房发育异常症。证属肝郁脾虚，气滞痰凝。治宜疏肝健脾，理气散结。方药：

炒青皮6g，夏枯草4g，玫瑰花6g，白芍、赤芍各6g，淫羊藿10g，左牡蛎15g（后下），瓜蒌仁5g。5剂，水煎服。

服药5剂后，乳房肿块明显缩小，疼痛减轻，夜间安宁，大便通畅，余症均好转，效不更方，续服7剂，随访已愈。

四、急性乳腺炎

急性乳腺炎是由细菌侵入乳房引起的乳腺急性化脓性疾病。临床以乳房结块疼痛，局部红、肿、热、痛，伴发热为特征，相当于中医的"乳痈"。急性乳腺炎又分为哺乳期急性乳腺炎（中医称外吹乳痈）、妊娠期急性乳腺炎（中医称内吹乳痈）。其中哺乳期急性乳腺炎多发生于产后未满月的哺乳妇女，尤以初产妇更为多见。由于与哺乳有很大关系，在发病原因、发展过程、脓肿的切开以及引流以后都能遇到与哺乳有关的许多问题，使哺乳期急性乳腺炎变得较为复杂而难治。西医治疗以抗生素为主，中医对治疗乳痈积累了非常丰富的临床经验，许多治法疗效显著，且不影响哺乳。

许老认为，外吹乳痈常由乳汁郁积、情志内伤、饮食不节、感受外邪等因素而发。其中乳汁郁积是外吹乳痈的主要发病原因，气血乖违，乳络失宣，可使乳汁郁积，郁久化热酿毒，进而腐肉成脓。正如《圣济总录》云："新产之人，乳脉正行，若不自乳儿，乳汁蓄结，血气蕴积，即为乳痈。"而内吹乳痈多由妊娠期胎气上冲，结于阳明之络而成。正如《外科正宗》说："内吹，因胎气旺而上冲，致阳明乳房作肿。"许老治疗急性乳腺炎，多从"气"而论，主要分三期（郁滞期、成脓期、溃后期）治之，以自拟的乳痈散结汤加减治疗，配合湿热敷，加按摩通乳，使乳络通、乳汁畅出、乳房气血调和，而本病易趋康复。

1. 学术思想

（1）病机为乳汁郁积，气滞热壅

乳头属足厥阴肝经，肝主疏泄，调节乳汁的分泌。情志所伤，肝气不疏，引起植物神经系统调节机能障碍，影响到乳导管，则乳导管痉挛、水肿，致使乳汁的排泄受阻而发生乳汁郁滞症。另一方面，乳房属足阳明胃经，如果过食肥甘，胃热熏蒸，湿热浊气壅结乳房，便可成痈。妇女产后，气血原有不足，兼有乳头凹陷，婴儿吮吸致破，或有乳头皲裂，乳母又不注意乳头卫生，乳窍不净导致毒邪乘虚而入，使营卫失和，气血壅滞，经脉阻塞，郁而成为痈疖。乳汁郁滞，乳络阻塞，一旦毒邪（细菌）入侵，极易化热，肉腐成脓，形成乳腺脓肿。每次喂乳，又不让婴儿吸尽，哺乳后又不将残余乳汁挤清，如此等等，均使余乳内积，促使细菌大力繁殖，最易成痈。因此哺乳期急性乳腺炎的发生，其基础在于肝郁胃热，乳汁郁积，气机不畅，又因乳头皲裂、哺乳不当、乳头不净等因素导致毒邪乘虚入侵，与热乳壅结，最终形成乳痈。

（2）治疗当从"气"而论

许老认为，乳痈的治疗不论何种证型，必须设法将乳汁排出，才有消散希望，不仅初起如此，即溃脓之后，亦须将乳汁吸出，以有利于早期愈合，并能防止传囊之变，此为治疗乳痈之关键。因此，治疗乳痈着重在"气"字，无论新久虚实、消托攻补，方中总以理气通乳之品为主，使乳络疏通；况气为血之帅，气行则血行，乳为血化，气调血畅，自然壅者易通，郁者易达，结者易散。

2. 证治经验

许老根据急性乳腺炎的不同病理类型，将乳痈分为三期辨证论治，即郁滞期、成脓期、溃后期。对兼夹证，则随证加减，且进行内治的同时，兼以外治，防治两利。

（1）郁滞期

此期中医学称之为妒乳，在晋代《肘后备急方》中提到："凡乳汁不得泄，内结，名妒乳。"此期以乳汁郁积，气滞热壅为主。患者常有或无乳头破损、乳房肿胀、疼痛；乳汁排出不畅，乳房局部形成包块，皮色微红，皮肤微热，伴有压痛；伴或不伴恶寒发热，头痛或四肢关节疼痛。舌淡红，苔薄黄，脉弦数。治宜疏通乳络，和营散结。此期乳汁郁积是主要矛盾，促进乳汁通畅排出，乳汁郁积处便得以消散，正如《丹溪心法》所曰："予初起之时，便需忍痛，揉令消软，吮令汁出，自可消散。"因乳汁郁积有利于细菌的生长繁殖，在进行内治的同时，对于乳痈初起，尚未成脓者，还倡导喂乳前先湿热敷加按摩通乳的外治疗法。具体方法：先将新（较厚）毛巾浸泡热水中，拧干后折叠数层（4～6层）敷于肿痛处，上置热水袋，并能较长时间保持温度以加强湿热敷的穿透能力。湿热敷约20分钟后，取下热水袋及毛巾，患者取坐位。继而由患者家人于乳房皮肤处涂以少许润滑油，一手托着乳房，另一手四指并拢，用手掌小鱼际部位，由乳根向乳头方向，顺着乳络轻轻施以正压按摩，可使郁积的乳汁向外排出；按摩5～10分钟后，可喂养婴儿或用吸乳器吸尽乳汁，既可促使乳汁通畅排出，又可达到疏通乳络、和营消肿止痛之目的。依据许老经验，治之宜早，法要得当，对乳痈初起，乳房红肿或不红，局部皮肤不热或微热，乳内结块不十分疼痛者，经3～4天治疗后，硬块软散，诸症减，可望消散而不致化脓溃破。

（2）成脓期和溃后期

若经治疗3～5天后，发热，硬块不消，而红肿疼痛加剧，局部疼痛如针挑刺或鸡啄者，乃化脓之征，一般难以消散。临床可见乳房肿块逐渐增大，皮肤焮红、灼热，局部疼痛明显，患处拒按，有波动感，按之应指；出现全身乏力，面色少华，或高热不退，溲赤，便秘，同侧腋窝淋巴结肿大，疼痛，外周血白细胞升高，舌红、苔黄或黄腻，脉弦滑或洪数。治宜清热解毒，托里排脓。此期脓肿形成，单凭服药消退较难，外治是主要手段，应及时手术切开引流或针管穿刺抽脓，以防毒邪旁窜，传囊之变。若脓出通畅，则局部肿消痛减，寒热渐退，疮口逐渐愈合；若脓出不畅，则肿势不消，疼痛，身热不退，局部成传囊之变。久治不愈者，乳汁由疮口溢出，脓汁稀薄，多形成乳漏，疮口久治不愈，舌淡、少苔，脉细数。治宜益气养血，和营托毒。此期若发生传囊之变，仍应选病灶最低部位及时穿刺或扩创贯通脓腔以利引流。若疮口日久不愈，形成乳瘘，可行压迫疗法。在创口炎症已完全消退，余毒已清的情况下，压迫疗法可治好绝大部分的乳瘘创口。

急性乳腺炎溃后末期，余毒未清，正气亏耗，此时应慎用寒凉攻伐之品，因寒凝易致气滞血瘀，疮口不敛。此时应采取必要的措施，如扩创引流，使创口脓液引流通畅，炎症消退，直至创口已无脓液，仅流乳汁，创口周围皮肤炎性浸润亦已消失时，再按压迫疗法进行治疗。

3. 方药心裁
（1）宜分期辨治，方中主理气通乳之品

郁滞期：许老临证时常以自拟的乳痈散结汤加减治疗，收效颇佳。拟定基本方如下：蒲公英20g，青皮5g，橘叶10g，橘核15g，牡丹皮10g，赤芍药10g，漏芦20g，生甘草5g。方中以蒲公英为君，入肝、胃两经，古今列本品为乳痈之要药，取其疏郁通乳、消痈散结之效；与青皮、橘叶、橘核相使配伍，以加强疏导厥阴之滞。因气机阻滞乳络，常导致气血壅滞，郁而化热，热入血分或气郁血瘀，瘀热互结，故配伍牡丹皮、赤芍药以清热凉血，和营止痛；配伍漏芦以通经下乳，消痈散

结；配伍生甘草以清热解毒，调和诸药。若为单纯乳汁郁积，而热象尚不显者，常配伍郁金、路路通、荔枝核等，以增强理气通乳之效；若气滞热壅，症见全身热象较甚者，常配伍轻清的金银花、连翘以清热解毒；若肝郁气滞，郁而化火，症见烦躁易怒、舌边红、苔较黄、脉弦者，常配伍黄芩、夏枯草以清泄肝胆木火之郁结。若见脓肿形成者，许老常以乳痈散结汤为基础化裁，配伍皂角刺、炮山甲、生黄芪等以托毒排脓。

溃后期：常以托里消毒散化裁治之。有补益气血，促其腐肉易脱，新肉易生之功。若因气机阻滞，导致阳明热盛，症见大便干结者，习用全瓜蒌以宽胸散结、润肠通腑。若产后恶露未净者，习用益母草以祛瘀生新。若产后乳汁过多或治疗期中需要回乳者，常与《外科大成》回乳汤化裁治之，以减少乳汁生成。若产后体虚，汗出受风，症见恶寒发热等表证者，习用荆芥、防风以疏散表邪。若遇夏月黄梅之季，暑邪夹湿侵犯人体，阻碍气机，症见肢体困倦、舌苔黄腻者，习用藿香、佩兰以芳香化浊。

（2）忌过用苦寒，或妄投清热解毒之剂

乳痈初期，若因寒凉药物使用太过，或大量使用抗生素治疗而未配伍行气和血之剂，致热毒虽退而气血仍壅结不散，余邪未净，更与宿乳纠结为患，形成僵块。若体壮者，尚能运其气血而自愈；若体虚者，气血常留着而不行，每多与邪气相互搏结，遗留肿块，或转为半阴半阳之证。因此，此期用药，不宜苦寒太过，否则既可妨碍脾胃运化，又可攻伐正气，或致乳房气血凝结，局部肿硬不消。正如《疡科心得集·辨乳痈乳疽论》对乳痈的治疗所提出的："切戒清凉解毒，反伤脾胃也。况乳本血化，不能漏泄，遂结实肿，乳性清寒，又加凉药，则肿硬者难溃脓，溃脓者难收口矣。"

中医理论认为，气血"得温则行，得寒则凝"，故此时治疗，宜温通理气、和营散结，并佐以少量清解之剂，亦不致余烬复燃而再化脓。临证时常以乳痈散结汤为基础化裁，配伍鹿角霜、炮山甲以温通行血，促其消散。

4. 验案范例

秦某，女，27 岁。2007 年 12 月 10 日初诊。产后近 2 个月，双侧乳房胀痛 10 天。

患者产后 50 天，10 天前无明显原因出现乳房肿胀疼痛，排乳欠畅，不伴恶寒发热。查体：两乳房膨隆，皮色尚正常，左乳房外上方可扪及肿块，范围约 4cm×3cm，触痛不明显，按之无明显波动感；舌质淡，舌苔薄白，脉细。测体温：37.2℃。血常规示：WBC 8.8×10^9/L，N 64%，L 22%；乳腺彩超示：双侧乳腺哺乳期改变，左乳腺外侧囊性包块，乳汁瘀积可能。诊断为"急性乳腺炎、乳痈（外吹）"。处方：蒲公英 20g，青皮 5g，橘叶 10g，橘核 15g，牡丹皮 10g，赤芍药 10g，漏芦 20g，荔枝核 15g，小通草 5g，生甘草 5g。5 剂。

常规煎服，并嘱咐患者每日喂乳前湿热敷配合按摩通乳。5 日后复诊：乳房胀痛仅局限于左乳房外上方，肿块渐软。以原方加郁金 10g，路路通 15g。其后患者症状基本缓解，调理而愈。

按： 此为典型乳汁郁积，乳络不通，乳汁壅滞结块，乳房气血失和而成乳痈。治拟理气和营，通乳散结。方以乳痈散结汤加减。患者乳痈初起，热象不显，故配方中加以行气之品以加强通乳之力。患者药后症状缓解，复诊时许老认为还系气机阻滞，乳汁壅塞所致，乃以原法续治，加用通乳络、散郁结之品以善其后。

董某，女，29 岁。2009 年 9 月 16 日初诊。产后 1 月余，左乳腺肿痛伴发热 10 余天。

患者产后 43 天，2 周前因婴儿吸吮致乳头破损，哺乳时乳头疼痛，渐行加重，2 天后出现左乳肿痛伴发热，体温最高达 39.5℃，伴头痛、头晕、四肢酸痛、纳差、大便秘结、小便黄。就诊时精神倦怠，痛苦面容，舌红、苔黄，脉弦数。查体：双乳房胀满，左乳房肿块，大小约 6cm×5cm，表面皮肤潮红，皮温升高，触痛明显，按之应指。血常规示：WBC $13×10^9$/L。乳腺彩超示：左乳腺炎并脓肿形成，双腋窝淋巴结肿大，考虑炎症反应。诊断为"急性哺乳期乳腺炎（成脓期）"。患者不欲回乳，故拟内外合治。于波动明显处作放射状切口，引出黄白色脓液约 150mL，刮匙搔刮出脓腐组织，双氧水及生理盐水冲洗脓腔后以黄芩油纱引流条引流，弹力绷带包扎。内服处方：

生黄芪 30g，皂角刺 30g，蒲公英 20g，炮山甲 10g，橘核 15g，青皮 5g，全瓜蒌 15g，漏芦 20g，银花 10g，连翘 10g，生甘草 5g。

9 月 19 日二诊：患者体温恢复正常，症状缓解，纳眠可，大便偏干，舌淡红、苔黄，脉细弦。左乳红肿较前缓解。血常规：WBC $11×10^9$/L。伤口换药：左乳房疮口引流出脓液约 20mL，继续予黄芩油纱引流条引流。内服处方：上方去银花、连翘，加枳实、厚朴。每天 1 剂，水煎服。

9 月 26 日三诊：患者无不适，体温及血常规正常，纳眠可，二便调，舌淡、苔薄白，脉细弦。检查：左乳脓腔少量清稀脓液，无明显坏死组织，疮口肉芽嫩红。诊断为"急性哺乳期乳腺炎（溃后期）"。处方：

黄芪 30g，太子参 15g，当归 15g，川芎 10g，赤芍 10g，白术 10g，茯苓 10g，陈皮 10g，白芷 10g，夏枯草 10g，生甘草 5g。

每天 1 剂，水煎服。

10 月 3 日四诊：左乳无肿痛，切口愈合可，继续加压包扎。1 个月后复诊，双乳未触及肿块，复查乳腺彩超无明显异常。

按：患者初诊已是急性哺乳期乳腺炎成脓期，许老认为此时单纯内治法意义不大，故当即切开引流以缓解症状，辅以内服方剂托里透脓、通乳散结，加之患者全身热象较甚，伴有大便秘结，故加用清热解毒、行气通腑之品。内外同治后，患者局部及全身症状明显好转。此时当以溃后期论治，故治以益气养血，促其腐肉易脱，新肉易生，分期辨治准确。

五、乳头风

乳头、乳晕部湿疹是一种主要发生在妇女，尤以哺乳期妇女为多，常表现为乳头、乳晕部糜烂、渗出、结痂等急性湿疹的多形性损害，又称"乳头风"。中医"乳头风"也指乳房湿疹、乳头皲裂等，本节单述乳头、乳晕部湿疹。乳头、乳晕部有较多腺体，分泌的油脂具有保护作用，但由于该部常处于潮湿、不通风的状况，尤其是夏秋天气较热季节，常使该处汗出而不干，逐渐发生糜烂、结痂等病变。或者是哺乳期妇女，乳头常有乳汁溢出，致使该处长期潮湿环境不易改变，所以不易治愈。湿疹如长期不愈，则可发生浸润、肥厚、皲裂、疼痛等慢性湿疹样变化，对患者的身心造成很大的负担。西医对此类疾病的治疗以抗组胺药物及激素类药膏为主，但往往因药物导致嗜睡或亢奋，影响休息与睡眠，且一次治愈后极易复发。而中医在乳头风的治疗上有着较好的疗效，且副反应小。

许老认为，本病多因素体虚弱，风湿热客于乳房肌肤所致，为本虚标实之证，初起当以清热利湿之法，而病程较长者则应注重养血健脾。同时对于局部病变，许老善用中医外治法以迅速缓解症状，减轻患者的痛苦。

值得注意的是，乳头风病损多为双侧性，受损害的皮肤一般不发生变化，如发硬等。如果见有单侧乳头、乳晕部有湿疹样改变，而且经多方治疗，持续三个月以上不愈者，应做局部皮肤的活组织病理检查，以排除乳头湿疹样癌的可能。

1. 学术思想

（1）虽形于外而实发于内

古代文献对乳头风记载较少，其病机阐述多见于对湿疹的认识。总结起来，病因不外乎湿、热、风三者，如《诸病源候论》指出："瘑疮者，由肤腠虚，风湿之气折于血气，结聚所生。""浸淫疮，是心家有风热，发于肌肤。"对经久不愈的慢性湿疹，《诸病源候论》认为："诸久疮者，内热外虚，为风湿所乘，则头面身体生疮。其脏内热实气盛，热结肌内，其热留滞不歇，故疮经久不瘥。"即认识到体质因素对湿疹预后的影响。而女子乳房属胃，乳头属肝，故许老认为乳头风的病位主要在肝、脾。乳头风多由于禀赋不足或饮食伤脾，以致脾为湿热所困，运化失职；又兼腠理不密，外受湿热之邪，发为本病。故内在之湿热与湿热外邪相搏结是其湿疹的实质。湿热化火者，则皮损红赤、浸淫成片；又因湿性重着黏腻，故缠绵不愈，经常复发。病程日久则耗伤阴血，化燥生风，故瘙痒明显，弥散泛发。

（2）常见湿热型与脾湿型

许老认为，患者乳头、乳晕部出现糜烂、渗出、结痂等急性湿疹表现，按中医理论可分为两型：湿热型和脾湿型。

对于湿热型，许老抓住以下主症：发病急，病程短，身热口渴，心烦，大便秘结，小便短赤，皮损潮红、肿胀、焮热，有丘疱疹或糜烂渗出，舌红苔黄腻，脉弦数洪大。

对于脾湿型，其主症为：无明显热象，局部皮损增厚变粗，色暗褐，以糜烂、渗出为主。伴有胃脘不适、纳呆、面色萎黄、两脚浮肿、大便溏泄等症状，舌淡边有齿痕、苔薄白或白腻，脉沉缓。

（3）易耗阴伤血，化燥生风

部分患者出现乳头、乳晕部湿疹后未足够重视，或由于担心影响哺乳而不做处理，导致病程迁延。许老认为，慢性者，久病伤阴，湿热蕴积，阴血亏虚，生风化燥，此为血虚风燥型。其主症为：患处皮肤肥厚、皲裂，呈慢性湿疹样皮损反复发作；重者有色素沉着、血痂、脱屑等，舌淡红，苔薄白或光剥，脉弦细滑。

2. 证治经验

许老将乳头风分为湿热型、脾湿型及血虚风燥型，但这些证型不是截然分开的，而是相互关联和相互转化的。治疗上非常重视标本兼治、内外兼治的整体与局部相结合原则。

（1）注重病程演变，标本兼治

饮食不节，过食辛辣、腥荤、酒类等饮食，风湿热邪内生，发于皮肤。风湿热邪外袭（如花粉、尘土等），通过呼吸而入，肺与皮毛相表里，病邪由内发于皮肤。在具体的辨证中，既要注意病程的长短，又要重视局部症状的演变。一般来说，病程短者，湿热流窜肤腠是其主要方面，此时患者发病迅速，局部症状明显。当先治其标清热利湿，再治其本健脾助运。病程长者，湿热化燥，伤阴耗液则是主治方向。盖脾主生化气血，气血循行周身，内行脏腑称气血，外行经络名营卫，营卫即是经络之气血。营卫如气血之枝叶行于表，气血似营卫之根本发于里。气血是营卫的后盾，气血内足则营卫外收，气血内虚则营卫内陷。湿归于脾，卫气内虚无力透邪外出，病情迁延难愈。此时祛风养血，健脾除湿仍是治疗的关键。脾气得健，湿邪得除，则气血充盈，肌肤得养，慢性湿疹便得以治愈。

（2）内外兼治，整体辨证

乳头风患者往往因乳头、乳晕局部瘙痒剧烈，或发现局部出现小糜烂面，覆以鳞屑或薄痂，甚至皲裂而就医。此时内治虽针对性强，疗效好，但见效较慢。许老充分发挥中医外治特色，不仅能迅速减轻或消除临床症状，而且可有效降低复发率。湿疹初起以清热、止痒、干燥、收敛为原则，用三黄洗剂外搽；慢性期以祛风止痒、促进恢复为原则，同时宜保护皮损、避免刺激，选用黄芩油膏搽敷。部分出现乳头有皲裂或破损者，常嘱患者自制鸡子黄油，用温水、肥皂洗净患侧乳头后局部涂抹。

乳头风虽为乳房局部皮肤疾病，但其病情常常带来诸多社会心理因素的负面影响，引起患者心理和情绪的改变，包括抑郁、焦虑、失眠等。许老在治疗过程中发挥中医整体辨证的优势，比如伴肝气郁结、心神不宁证候者，辅以疏肝宁神，往往能提高疗效。

（3）强调防护，促进转归

中医注重防病及治未病，故对于乳头风，许老特别强调饮食起居调摄。首先在饮食上，减少食用鱼、虾、蟹和豆制品、牛羊肉、竹笋等腥膻发物，尽量清淡饮食，保持大便通畅；忌饮酒、辣椒、咖啡等辛辣兴奋助热之品；勿与下列物品接触：过热的水，食盐水，碱水，肥皂水，化妆品，化纤内衣。哺乳期妇女要养成良好的哺乳习惯，注意哺乳方法，保持婴儿的口腔卫生，穿着棉织品内衣并勤洗勤换，以减少对乳头的物理性刺激；放松精神，保持情绪稳定，心情舒畅，正确对待疾病，积极治疗，尽量避免紧张、疲劳，减少搔抓。

3.方药心裁

（1）方中主以健脾化湿，随证加减

乳头风患者的湿疹表现虽在皮肤，然病位根源则在中焦脾胃，脾胃功能正常与否，直接关系到本病的症状轻重。如患者舌体胖大，有齿印，脉象沉细，脾虚湿困之象明显，需用白术、茯苓、太子参、薏苡仁、陈皮等健脾渗湿之品以助脾胃运化。方中可加防风、浮萍、僵蚕、蝉蜕、全蝎祛风止痒。阴虚明显者，可加玄参、麦冬育阴润燥，熟地黄、女贞子、墨旱莲滋补肝肾；气虚明显者，可加黄芪、太子参。如患者舌质水滑少苔，则有肾气不足之征，需用山萸肉、山药、淫羊藿等以益肾固元，助水湿气化。舌质红而少苔、舌体瘦小、脉象弦细的患者，有阴虚血燥生风之征，当慎用疏风解表之品，"治风先治血，血行风自灭"，可用首乌、黄精等以养血滋阴。

（2）重局部辨证，加入皮科要药

许老在辨证处方中，常针对局部症状加入皮肤科常用药物以提高疗效。如苦参功擅清热燥湿，祛风杀虫；地肤子功擅清热利湿，祛风止痒，治疗湿疹内服、外洗皆适宜。徐长卿有祛风止痒作用，可单用内服或煎汤外洗，亦可配伍苦参、地肤子、白鲜皮等清利湿热的药物。防风功擅祛风解表、胜湿止痛、解痉止痒，为"风家润药"，辛温轻散，润泽不燥，使邪从毛窍出，通治一切风邪，故为治疗湿疹常备之药。土茯苓甘淡而平，能去脾湿，此药长于祛湿，病久热衰气耗而湿郁者尤为适合。白蒺藜其性宣通，行肝脾滞气，多服久服，有祛滞强壮之功，擅治身体风痒，燥涩顽痹。连翘功擅清热解毒，消肿散结，疏散风热，为"疮家圣药"。合欢皮功擅安神解郁，活血消肿。

对于乳头风病程较长者，乳头、乳晕部皮损肥厚粗糙，有结节，许老认为久病入络，顽湿结毒，可加用乌梢蛇、蜈蚣、全虫等虫类药入络搜风，开气血之凝聚。乌梢蛇祛风而不发散，有激发正气而不耗气伤阴之效，为一般辛散解表药所不及。僵蚕息风止痉，祛风止痛，化痰散结；蝉蜕散风除热，利咽，透疹。此类药物治疗慢性湿疹亦能取得较好的疗效。

4. 验案范例

戴某，女，28岁。2012年7月15日初诊。双侧乳头、乳晕瘙痒3天。

患者哺乳近半年，因工作需要回乳。后仍时有乳汁溢出，未予重视及处理。3天前自觉双乳头、乳晕瘙痒，伴有周围皮肤潮红、渗出，舌红，苔薄白，脉沉细稍数。小便短赤，大便正常。查体：双乳等大，无明显酒窝征，双乳头无凹陷，少量乳汁溢出，乳晕及周围皮肤微红、干燥，肤温稍高，皮损处有少量清亮液体渗出。双乳未及明显结节，乳腺彩超未见明显异常。处方：

龙胆草10g，栀子10g，黄芩10g，炒麦芽30g，生地10g，白术10g，茯苓10g，泽泻10g，当归10g，白鲜皮10g，地肤子10g，甘草6g。7剂。

常规煎服。同时以黄芩油膏纱布敷于乳头、乳晕。嘱患者衣着宽松，避免摩擦患处皮肤以防破溃。7日后复诊，患者诉瘙痒不显，查之局部皮损减轻，仍有轻度渗出。原方去龙胆草、栀子，加厚朴6g，陈皮6g，蝉蜕3g。2周后，患者症状基本缓解。

按：此案患者病程较短，从整体出发，证属湿热，体内蕴湿为其本，郁久化热为其标。其主要矛盾是蕴湿化热，初诊时热重于湿。许老在治疗上本着"急则治其标，缓则治其本"的原则，以大剂清热凉血药龙胆草、黄芩、栀子、生地等急治其标，同时又以泽泻、白鲜皮、地肤子等清热利湿，以达釜底抽薪、标本兼治。复诊时，患者证属湿重于热，故治以健脾除湿为主。辨证准确，从而获得较理想的疗效。

顾某，女，32岁。2010年6月25日初诊。双侧乳晕瘙痒、皮疹间作1年余，加重1周。

患者2009年上旬出现双侧乳头瘙痒,自行以药物外敷(具体不详)后好转。时有复发,未予重视及治疗。1周前又觉乳头瘙痒,舌淡红,苔薄白,脉细滑。小便清长,大便不干。查体:双乳头无凹陷,乳晕及周围皮肤色素沉着,轻度浸润,表面有少量糠秕状鳞屑。处方:

熟地黄10g,当归10g,川芎10g,赤芍10g,白芍10g,茯苓10g,地肤子10g,白鲜皮10g,丹皮10g,丹参10g,何首乌10g,陈皮6g。14剂。

每日1剂,水煎服。复诊乳头、乳晕部皮疹已退,但局部仍有痒感,肤色较前浅,搔破流水少许,轻度落屑。原方去白鲜皮、地肤子,加黄芪30g,白术10g,薏苡仁20g。1月后复查,局部症状已愈,后随访无复发。

按: 本例发病1年余,反复缠绵不断,皮损红斑浸润、湿润、落屑、瘙痒诸症掺杂存在,表明系蕴湿化热之象。但究其病史已久,而且脉细而滑,说明系久病耗伤阴血而致阴虚血热、血虚肌肤不养之象。故前期清热利湿,后期凉血养血,收到较好的效果。治疗后期病邪已衰,正气亦虚,复以益气养血为主,兼健脾除湿而获痊愈。

六、乳头皲裂

乳头皲裂是指乳头和乳晕部分发生大小不等的皲裂,又称"乳头破碎"。本病是哺乳期妇女的常见疾病,多见于初产妇,往往引发乳头、乳晕甚至乳房红肿疼痛。本病的临床表现为:轻者,乳头及乳晕部一处或多处皮肤剥脱,形成大小不一、深浅不一、呈环形或垂直形的裂口,皲裂处多有触痛;重者,裂口中渗出淡黄色浆液或血性液体,可结成痂皮,伴干燥性疼痛,小儿吮吸时痛不可忍、宛如刀割。或日久不愈,反复发作，乳头溃烂不堪，或乳晕皮肤脂水淋漓，痒痛交作。因痛拒哺，乳汁郁积可产生乳房结块，继发乳痈。一些患者因为疼痛明显，甚至坚决要求回乳治疗。许老认为，本病病因乃暴怒或抑郁伤肝，以致肝失疏泄，久郁化火，或肝经湿热蕴结，外发于乳头肌肤而成。女子乳头属肝，肝火亢盛，易生本病。

1. 学术思想

（1）病机中心在于肝

关于本病，中医古籍早有记载。清·高秉钧在《疡科心得集》中对其临床表现、病因及治疗均做了详细论述："乳头风，乳头干燥而裂，痛如刀刺，或揩之出血，或流黏水，或结黄脂。此由暴怒抑郁，肝经火邪不能疏泄所致，胎前产后俱有之。""内服加味逍遥散；外以白芷末，乳汁炖熟调敷。"

许老认为，本病一般好发于乳头存在生理性缺陷的哺乳期妇女，如乳头平坦、凹陷、过小等，婴儿因吸吮困难而强力吮咂咀嚼，以致乳头皮肤破裂；或哺乳期妇女的乳头皮肤娇嫩，不耐婴儿唾液的浸渍和吸吮，复有奶水浸渍，故不易治愈。患者多因产后情绪不宁，易暴怒抑郁，以致肝经火邪不得疏泄；或过食油腻厚味，阳明湿热蕴结，火邪湿热搏结于乳头，乃至皲裂难愈。

（2）肝郁化火与肝经湿热为常见证型

许老认为，本病临床上可分为肝郁化火型与肝经湿热型。

肝郁化火型主症为：乳头皮肤破裂，表皮干燥，揩之出血；患者烦躁焦急，痛痒难忍，舌质尖红，苔薄黄，脉弦数。

肝经湿热型主症为：乳头皮肤皲裂糜烂，流黄脂水，或表面结黄痂，婴儿吮乳时疼痛难忍并发乳晕皮肤湿疮，舌质红，苔黄腻，脉滑数。

2. 证治经验

（1）疏肝清热以治本

乳头皲裂的治疗关键在于抓住女子乳头属肝，肝火亢盛，易生本病的特点。治本在于疏肝解郁，佐以清热利湿。根据临床症状的不同，辨证分型：肝郁化火证，治以清肝解郁为法，可使用丹栀逍遥散加减；肝经湿热证，治宜泻肝利湿，方用龙胆泻肝汤加减。

（2）内外合治方显效

乳头皲裂的治疗，可根据症状的轻重分别用药。轻者仅需外治，重者宜加内服中药，内外合治方能显效。许老指出，许多外用中药对伤口的愈合都起着十分良好的促进作用。可采用青黛膏或吹口油膏外敷，或生肌散加熟猪油或麻油调敷，或黄柏、白芷各等分研末，用香油或蜂蜜调敷。还有一种家庭自制且效果显著的方法，即蛋黄油外搽，将蛋黄油适量涂于乳头、乳晕破损处。其制作方法也十分简单：先将鸡蛋数枚放水中煮熟后，将鸡蛋黄放置炒锅内或不锈钢勺中以文火熬油。

（3）预防护理不可少

本病的预防护理十分重要。对于先天性乳头凹陷的患者，应当指导其经常牵拉乳头或用矫正器矫正。乳头内陷若程度不重，完全可以通过手法牵拉或矫正器的坚持使用，以达到改善乳头凹陷或完全矫正的效果。若不能完全矫正的，可用吸奶器吸出乳汁以喂养婴儿。哺乳时，须把乳头全部塞入婴儿口中，以免咬破乳头。哺乳后宜清洗乳头，保持乳头干燥，避免擦伤。当乳头破碎后，应停止直接哺乳，改用吸奶器吸出乳汁喂养。只要提早预防，及时调护，就可有效地防治疾病复发，或在疾病的早期阶段治愈。

3. 方药心裁

疏肝不忘养血。许老强调肝为刚脏，体阴用阳，以血为体，以气为用，疏肝解郁之时不忘养血，宜选用辛润之品，如白芍、当归、郁金、香附、川楝子、青皮。其中归芍养血柔肝，配以清热之品可共同制约肝火。若急躁易怒、舌红、苔黄腻，可加入夏枯草清肝火；若疼痛较甚，酌情加入橘叶、橘核理气止痛。

4. 验案范例

韩某，女，29岁。2014年5月11日初诊。哺乳半月，左侧乳头皲裂3天。

患者为初产妇，母乳喂养半月，3天前发现左侧乳头皮肤皲裂，小儿吮乳时疼痛剧烈如刀割，不吮乳时亦感疼痛。患者平素情绪急躁，面赤、易怒，口干口苦，胸胁满闷，进食不香，夜寐不安，多梦，便秘，大便二三日一行，舌边尖红、苔薄黄，脉弦。查体：乳头皮肤破裂，表皮干燥，揩之出血。药用：

柴胡、丹皮、赤芍、当归、白芍、山栀、茯苓、郁金各10g，青皮6g。7剂。

每日1剂，水煎服。7剂后述乳头疼痛明显减轻，乳头皲裂渐愈合，但仍夜寐多梦。原方加酸枣仁20g，远志6g，菖蒲5g，再服7剂。后自觉疼痛完全缓解，乳头皮肤未见破损，夜寐安和。

按： 此型多因素体热盛，肝火旺盛，不得疏泄，熏蒸肌肤而发病。治以疏肝清热为主，方选丹栀逍遥散加减。当归、白芍养血柔肝，配以丹皮、山栀养阴清热，以制约肝火。上药配合使用，可使肝气得以疏泄，肝火得以制约，肝阴得以滋养。药后症状缓解，复诊时诉夜寐不安。考虑患者肝火偏旺、邪火扰动神明，故在选用丹皮、山栀清肝泻火的同时加用养阴安神之品，辨证准确，诸症消失。

历某，女，24岁。2016年7月18日初诊。双乳乳头皲裂糜烂1周。

患者素来饮食嗜好肥甘厚腻之品，哺乳后尤甚。1周前，乳儿不慎咬破乳头，后出现乳头皮肤皲裂糜烂，流黄脂水，上覆以黄色痂皮，婴儿吸吮时疼痛剧烈。乳晕处皮肤潮红湿润，自觉瘙痒，反复发作。舌质红，苔黄腻，脉滑数。药用：

龙胆草、栀子、黄芩、泽泻、柴胡、当归、薏苡仁、丹皮、通草各10g，车前子15g，甘草3g。7剂。

每日1剂，水煎服。7剂后上述症状好转，但乳晕处皮肤仍觉瘙痒，可见少量淡黄色渗液，加苍术10g，外用黄柏煎水清洗。再服7剂后，皮肤裂口愈合，无明显渗出及瘙痒。

按： 此案例因禀赋不耐，饮食不节，过食肥甘厚腻之品伤及脾胃，脾失健运，致湿热内生。又因婴儿吮乳咬破乳头，外感风湿热邪，内外合邪，两相搏结，浸淫肌肤而发。治疗以龙胆泻肝汤加减。复诊时，考虑湿盛明显，则加用燥湿利湿之品，如苍术、生苡仁等，外用黄柏煎水清洗。

七、乳房湿疹

乳房湿疹是一种发生于乳房部位的过敏性、炎症性皮肤病，又称"浸淫疮"。因好发于乳晕部，中医称为"乳头风"。其特点是皮损对称分布，多形损害，剧烈瘙痒，反复发作，易成慢性等。急性湿疹以丘疱疹为主，有渗出倾向；慢性湿疹以苔藓样变为主，易反复发作。具体表现为边界清楚的斑片、潮湿、糜烂、流滋，上覆鳞屑或结黄色痂片，瘙痒不堪。日久则色素沉着，经年累月不愈。西医认为本病病因复杂，一般为过敏体质，外来的各种物理、机械、化学、药物及羊毛羽绒等刺激，以及精神紧张、过度劳累、感染病灶、内分泌失调、代谢障碍、饮食鱼虾海鲜及牛羊肉发物等均可引起本病。

许老认为,本病的发生与心、肺、肝、脾的脏腑经络病变有密切关系。急性者,以湿热为主;亚急性者,多与脾虚不运,湿邪留恋有关;慢性者,常因久病伤血,血虚生风生燥,肌肤失去濡养而成。临床辨证时,要分清是湿热证、脾湿证,还是血虚风燥证。

1. 学术思想

(1) 体表与脏腑辨证相结合

乳房湿疹的病变表现虽在体表,但与内脏却有着千丝万缕的联系。《疡科心得集》中曾指出:"夫外疡之发也,不外乎阴阳、寒热、表里、虚实、气血、标本,与内证异流而同源也。"特别是对于一些疑难和久治不愈者,更要从脏腑方面辨证用药。湿疹大多数由于禀赋不耐,饮食失节,或过食辛辣刺激、荤腥动风之物,脾胃受损,失其健运,湿热内生,又兼外受风邪,内外两邪相搏,风湿热邪浸淫肌肤所致。外因是致病的条件,脏腑失调是发病的根本。治疗时只有调整脏腑阴阳,疾病才能得到根本的治疗。

(2) 皮损与经络辨证相结合

针对乳房湿疹的皮损形态进行治疗,是许老临床上常用的诊断和治疗方法。皮损大多数发生在经络的循行部位上,因此皮损与经络辨证有着密切的联系。从经络的分布来看,整个乳房外连肌筋,通过纵横交错的经脉,内通脏腑。循行乳房的经脉主要包括:足阳明胃经行贯乳中,《灵枢·经脉》:"从缺盆下乳内廉。"《帛书经脉》"夹少腹""上出廉泉",冲脉之经隶阳明,联与乳。《难经·二十七难》:"冲脉之经,夹脐上行,至胸中而散也。"足厥阴肝经上布胸胁,绕乳头而行。《内经》指出:"乳房属胃。""胃者,五脏六腑之海也。水谷皆入于胃,五脏六腑皆禀气于胃。"《素问·经脉别论》:"女子乳头属肝。""肝者……以生血气。"许老认为,湿疹发于人体的某个部位是有其内在机制的,《灵枢·百病始生》

云:"风雨寒热,不得虚,邪不能独伤人。"疾病的形成一般是内外合邪或邪犯其虚,两虚相得,乃客其形。当然,也有脏腑病变循经发于皮表者。皮损发于某处,表明其处所主的脏腑经络不健康,故外邪择"虚"而犯之。发于阳经者,多属实证;发于阴经者,多属虚证。虚实不同,治疗方法当然是不同的,虚则补之,实则泻之,这是原则性问题。临床还需注意个体差异。体质强壮,内无明显不调者,只需驱邪即可;若素体不足,脾的功能虚弱,则应在驱邪的同时,补气健脾或温阳健脾。此外,还要判断发病是以外邪为主或是内虚为主,抑或是内外相当,用药自然就有轻重法度的区别。夏季发病者多属脾虚湿蕴或湿困脾土,当健脾化湿或燥湿健脾。如兼化热者,均可酌情加入苦寒清热之品,寒温并用或补泻兼施。

2. 证治经验

对于本病的治疗,许老认为有内治和外治两大法,清热解毒、健脾除湿、养血润燥、祛风止痒是其基本治法。

(1)临床可分为湿热、脾湿、血虚风燥三型

湿热型:以急性者为多见。其中热盛于湿者,发病急,皮损潮红灼热,瘙痒无休,渗液流汁,伴身热、心烦口渴、大便干、尿短赤,舌质红,苔薄白或黄,脉滑数;湿盛于热者,相对发病较缓,皮损潮红、瘙痒,抓后糜烂渗出,可见鳞屑,伴急躁易怒、头晕目眩、口苦胁胀、尿黄便干,或大便黏滞不爽,舌质红,苔黄腻,脉弦滑。

脾湿型:患者无明显热象,皮损多以糜烂、渗出为主,并伴有胃脘不适、纳呆、面色萎黄、两足浮肿、大便溏泄等症状,舌淡边有齿痕,苔薄白或白腻,脉滑。

血虚风燥型:患处皮肤肥厚、皲裂,呈慢性湿疹样皮损,常反复发作,重者有色素沉着、血痂、脱屑等,伴口干不欲饮、纳差腹胀,舌淡苔白或光剥，脉细弦。

（2）结合外治，疗效显著

许老常用外洗方中：苦参、黄连、黄柏、蛇床子清热燥湿止痒，荆芥、藁本祛风止痒，有分泌物加用枯矾收湿敛疮。诸药共用，内服外洗，标本兼治，疗效显著。

（3）治疗与平时调养相结合

许老处方后，除了交待方药的煎服方法外，还详细地交待服药禁忌和平时调养方法。如服药期间忌食荤腥海味、辛辣动风食物。急性期忌用热水和刺激性物品洗涂患处。穿戴内衣不可用一些填充和不透气的物质，不利于皮脂腺的排泄而加重病情。对局部糜烂渗出或皲裂较重的患者，应适当减少哺乳次数，采取将乳汁挤入奶瓶后再喂服的办法，以缓解局部炎性渗出。

3. 方药心裁

（1）组方用药寒热、补泻相结合

湿热型湿盛于热者，方选龙胆泻肝汤加减。方中龙胆草大苦大寒，既能清利肝胆实火，又能清利肝经湿热，为主药。黄芩、栀子苦寒泻火，燥湿清热；泽泻、车前子渗湿泄热，导热下行；实火损伤阴血，可用当归、生地养血滋阴，邪去而不伤阴血，共为佐药。柴胡舒畅肝经之气，引诸药归肝经。组方用药泻中有补，利中有滋，降中寓升，祛邪而不伤正，泻火却不伤胃。

血虚风燥型，则以养血祛风为主。方中生地、当归、川芎、赤芍变四物汤养血调经之意而为养血润燥之用，其中地黄用生地、芍药用赤芍以增凉血之效，又兼制荆芥、防风之辛温。

（2）从月经周期择治法

女子乳头属肝，乳房属胃，冲任下起胞宫，上连乳房，为气血之海,下行为经血,上荣为乳汁。随着冲任生理的变化,在人体不同的月经周期,其乳房也表现出差异性的生理特征,这也是乳房湿疹特殊的病理表现。许老认为,对于乳房湿疹的中医治疗,也可根据患者不同的月经周期进行参考用药,经前疏肝理气,经中调经为要,经后补虚为当。月经期加用香附、丹参和益母草;月经前期加用丹参、续断和柴胡;月经后期加用女贞子、生地黄和当归。

4. 验案范例

龙某,女,20岁。2016年7月10日初诊。乳房反复瘙痒2月余。

来诊时见双侧乳头及乳晕处潮湿、糜烂、流滋,上覆鳞屑,自觉瘙痒明显,舌红苔薄白,脉细数。予内服龙胆泻肝汤加减,药用:

龙胆草、生地、漏芦根、紫花地丁各15g,栀子、白芍、白鲜皮、地肤子、羌活、荆芥、土茯苓、刺蒺藜各10g。

水煎服,每日1剂。中药苦参、黄柏、蛇床子煎水外洗。7剂后乳晕处潮湿、糜烂减轻,流滋、瘙痒消失,皮损粗糙,予养血祛风汤加减,药用:

生地黄、当归、川芎、赤芍、薏苡仁、防风、荆芥、藁本、茯苓、白鲜皮、地肤子各10g,鸡血藤30g。

继服14剂痊愈。

按: 这是一则诊治乳房湿疹(湿热型)的患者案例,临床症状表现为湿盛于热型,治疗以龙胆泻肝汤加减。初诊清热利湿,从肝论治,局部与脏腑辨证相结合;复诊时予四物汤化裁,以起到养血祛风之效,同时兼顾止痒。上药配合使用,肝气得以疏泄,肝阴得以滋养,故诸症缓解。

八、乳头溢液

乳头溢液是除乳腺疼痛和乳腺肿块以外,乳腺门诊病人最为常见的主诉，临床多伴有乳腺导管扩张。乳头溢液可分为生理性和病理性两种。生理性溢液是指育龄期妇女在妊娠期和哺乳期出现的泌乳现象，以及口服镇静药或避孕药、绝经后妇女单侧或双侧乳头少量溢液等；病理性溢液是指非哺乳期期间，在非生理性的情况下，出现一侧或双侧乳房来自一个或多个导管的间断性或持续性，数月至数年的乳头溢液，主要表现为浆液性或黄色或无色透明或血性等液体。本病以中老年妇女多见，亦可发生于30岁左右的青年女子。据报道，良性乳腺疾病中乳头溢液的发生率为10%～50%，目前80%～90%的乳头溢液为良性病因导致，而病理性溢液中乳腺癌的发病率可达6%～21%，由此给患者带来生活的不便及心理恐慌。乳头溢液大多伴有乳腺结构不良或乳腺导管炎，有一定的癌变可能，临床需要重视。

本病往往由患者常在内衣、汗衫、胸罩上发现淡黄色或血性斑点而就诊。乳头溢液属于中医"乳泣""乳汁自出""乳衄"范围。中医对本病的治疗方法丰富，临床多以补肾、疏肝、益气、固涩为治疗原则，对良性病变引起溢液的临床效果良好，毒副作用低。

许老认为，乳头溢液的病因病机在于恼怒伤肝，思虑伤脾。肝郁气滞，则溢液浑浊，质黏量少；脾失健运，则中虚不摄，以致溢液清稀、量多自流。强调"通""补"兼施，常用疏肝理脾、补中益气之法。若溢液为血性，在排除恶性病变后，多辨病因病机：或为肝气不舒，郁久化火，迫血妄行；或素体脾虚，脾不统血，血不循经。皆为本虚标实之证，治法上在疏肝或补气的基础上，再佐清热凉血或健脾养血之药。

1. 学术思想

（1）病机中心在于肝、脾、肾

许老认为，本病多责之于肝、脾、肾失调。《济阴纲目》曰："未产前，乳汁自出者，谓之乳泣。"《疡医大全》指出："妇女乳房并不坚肿结核，唯孔窍常流鲜血，此名乳衄。乃思虑过度，肝脾受伤，肝不藏血，脾不统血，肝火亢盛，血失所统，所以成衄也。"乳房属胃，乳头属肝，肾气盛，冲任充盈，上为乳汁，下为月经。其病因与肝、脾、肾关系均密切。许老辨证注意辨清证属虚实或虚实夹杂，认为：实证多因忧思郁怒，肝经郁火，火热灼伤乳络，迫血妄行，乳窍自溢，溢液性质多为血性、浆液性、浆液血性或脓性，质地一般偏稠厚，可伴肝火亢盛等症状；虚证则多责之于脾胃气虚，脾虚则统摄失职，运化无权，可见乳头溢出清水样或乳汁样液体，亦可见其他性质溢液，质地多较清稀，可伴有脾胃气虚症状。临床多见虚实夹杂证，常由气郁化火、脾失健运、脾不统血多种因素综合导致，临床应综合考虑。

许老认为，女性乳房的生理活动与肝肾、脾胃、冲任二脉密切相关。其中肝主疏泄，起主要调节作用。肝藏血，血液来源于水谷精微，供养全身各器官，实现功能及筋骨的运动。肝主调节全身气机以调节情志。肝之气血，虚则易惊善恐，实则易怒。肝失疏泄，可致十二经脉异常，而发生乳泣、乳衄。肾藏先天之精，主生殖，女子即为天癸，肾气充盈，天癸至，则冲任脉盛，下作用于胞宫即产生月经，上达于乳房则孕育后生乳泌乳。肾对女子特有的生理功能起着十分重要的作用，在病理上亦有着重要的影响，肾气不足，可致泌乳紊乱，出现乳泣。脾气虚弱，脾不统血，血失统摄，流于胃经，溢于乳窍，可发乳衄。综上，许老认为肝郁不舒，气机不畅，脾肾两虚，脾失健运，统摄无力，冲任失调与本病的发生和发展密切相关。

（2）肝经郁热、脾胃虚弱和脾不统血为临床基本证型

许老认为，本病临床表现以乳头溢液为主要症状，乳房无疼痛，不伴有肿块。根据溢液性状，可分为气郁、气虚、血热三型。临床上可以把本病分为肝经郁热型、脾胃虚弱型和脾不统血型。

肝经郁热型：主症为乳窍流血，色鲜红或暗红，质稠，乳晕部偶及肿块，压痛显著；伴性情急躁，乳房及胁肋胀痛，胸闷嗳气，咽干口苦，失眠多梦，舌质红，苔薄黄，脉弦。若伴有湿热，还可见浆液性或脓性溢液，伴大便黏腻，苔黄腻。

脾胃虚弱型：主症为乳窍溢液清稀，色黄或淡黄，量多自溢，乳晕部未及肿块；可伴有面黄倦怠，胃纳不佳，虚烦不眠，素体较差，舌质淡，苔薄白，脉细弱。

脾不统血型：主症为乳窍溢液色淡红，质清，乳晕部可及肿块，无压痛；伴多思善虑，面色少华，神疲心悸，纳少寐差，舌淡红，苔薄白或黄，脉细。

2. 证治经验

许老认为，乳头溢液患者的临床表现各样，但治病必求于本。如临床怀疑有可能恶变时，需要首先手术治疗；如因高泌乳素血症引起者，需要配合降泌乳素治疗。中医治疗本在疏肝解郁，调补脾肾，并伴随月经周期的变化调理冲任。

（1）疏肝解郁，调补脾肾治本

乳房属胃，乳头属肝，肾气盛，冲任充盈，乳汁及产生分泌正常。肝藏血，主疏泄，为情志之官，女性多忧思、多郁怒，肝主疏泄功能失职则致肝气郁积，日久化火，上炎则易怒；肝郁火盛则藏泄失司，乳络损伤，迫血妄行，可致乳衄。肾藏精，肾气盛则天癸至，天癸充盈则月事以时下，乳房生长发育与肾密切相关。肾气亏则天癸竭，气血生化运行失调，同时影响乳汁的正常生成与乳络分泌，久之则出现乳头溢液，且溢液性状改变。脾胃为后天之本，气血生化之源，肾中阴阳有赖于后天脾胃滋养，脾胃亏虚，全身气血生化乏源，日久阴阳俱虚，气失固摄，肝失藏血，脾失统血，则乳窍溢血。故许老认为：乳头溢液之为病，脾肾亏虚是其本；肝气郁结，乳络损伤，血不循经，妄行乳窍，乳房脉络失畅是其标。因此，乳头溢液的治疗根本在于调补脾肾治本，使滋养充足，阴阳充盈，肝脾功能正常，气机调达，气能固摄，血液行于脉中，则泌乳正常。

（2）从月经周期择治法

冲任的盛衰影响乳汁的充盈，《女科撮要》曰："夫经水，阴血也，属冲任二脉主，上为乳汁，下为月水。"中医认为，肾－天癸－冲任相互影响，形成性轴，而乳房为性轴靶器官之一，月事变化必然引起乳腺的相应变化。故乳头溢液、乳汁分泌异常，与冲任二脉及月经周期有密切的联系。

现代医学认为，乳头溢液常因导管内分泌异常或内分泌失衡，以致导管上皮细胞出现不合时宜的、并非生理需要的分泌功能；或因中、老年妇女的导管退行性变所引起，导致导管扩张而发生乳头溢液。乳腺腺体的发育和分泌功能受到下丘脑－垂体－卵巢生殖腺轴的调节，任何环节的失调，都可以导致乳腺腺体的病变而出现乳头溢液。当垂体分泌泌乳素（PRL）水平过高时，可导致闭经－泌乳综合征，出现大量的乳头溢液。当体内雌激素、孕激素水平失调时，会使乳腺腺体增生、导管扩张或囊性变，导管上皮脱落的组织、细胞瘀积，也可出现溢液。瘀积物质的化学刺激作用或合并细菌感染时，会导致炎性反应、渗出等。若为导管内乳头状瘤或乳腺癌，由于肿瘤容易出血，可出现血性溢液。纠正紊乱的内分泌系统，需调下丘脑－垂体－卵巢生殖腺轴，有赖于各期激素的不同含量及其所引起的负反馈的建立，逐渐恢复其正常生理变化，防止乳头溢液的发展。若为恶性肿瘤，则必须行手术治疗及其他辅助治疗。

治疗乳头溢液，首先需要排除恶性病变可能，治疗上不仅要辨证论治，还应遵循月经周期妇女自身激素水平的变化规律，分为月经前、中、后三期治疗。经前期重疏肝理气，经中期重调理冲任，经后期重补益脾肾。

（3）治疗兼证

治疗乳头溢液时，除了肝失疏泄，脾肾亏虚外，还有以痰凝、血瘀、气滞、湿热为主的兼夹证型，临床治疗时需辨证施治。

肝气郁滞不舒，郁久化热，炼津成痰，肝气与痰湿滞于胸中，故可见乳房肿块。治疗时应在疏肝清热解郁的同时，配合行气、祛湿、化痰之法。

肝疏泄失司，则全身气机逆乱，导致血行不畅，郁滞成瘀，可伴有血瘀。若瘀血滞于乳房中，或可形成肿块。治疗时应在和血调肝的同时，配合理气、活血、化瘀等药。

肝郁气滞，日久化热，肾水不足，水不涵木，则湿热内生。若湿热瘀积乳络，则溢液浑浊，色深质黏稠。治疗时应在疏肝理气、滋养肾阴的同时，配合清热、利湿、泄浊等品。

3. 方药心裁

（1）方宜"通""补"为主

许老认为，乳头溢液的病因病机复杂，临床表现多样，拟方用药宜"通""补"为主，主要采用疏肝解郁、理气行滞、补益脾肾、和血祛痰、清热利湿等大法。许老认为，肝肾精血互滋，气阳共享，先后天相互滋养，同时又依赖肝的疏泄作用以司乳头的开合功能。若情志抑郁，肝气郁结，疏泄失常；或暴怒伤肝，疏泄太过，均可出现溢乳。若肝气郁结，久而化火，灼伤乳络，迫血妄行，则为乳衄。或脾虚统摄无权，乳液或血液自乳窍溢出。

临床上必先辨明乳头溢液性状。如乳头溢液为血性液体，颜色鲜红或暗红，伴有精神抑郁或急躁易怒，甚或失眠多梦，口苦咽干，便秘尿黄，舌质红，苔薄黄，脉弦，属肝经郁热者，则予牡丹皮、栀子、柴胡、黄芩、郁金等疏肝理气，解郁清热之品。如乳头溢液为黄色清水，或稀薄而透明的乳汁样；伴不思饮食，食后脘腹痞满，头晕，面色少华，神疲气短；或动则心悸，舌质淡，苔薄白，脉细弱，属脾胃虚弱者，则予党参、茯苓、白术等补中益气、健脾固摄之品。如乳窍溢液色淡红、质清稀，乳晕部可及肿块，无压痛；伴多思善虑，面色少华，神疲心悸，纳少寐差，舌淡红，苔薄白或黄，脉细，属脾不统血、本虚标实者，则予柴胡、郁金、白芍、人参、白术、茯苓、黄芪、当归等柔肝养血，补中益脾之品。

（2）症状复杂，临证施治

许老认为，乳头溢液原因甚广，治疗时除了辨清标本虚实之外，还应根据患者兼症不同，对症下药，临证施治。若肝火明显，加夏枯草、黄芩；若腰膝酸软者，加杜仲、桑寄生；若肢寒畏冷者，加鹿角霜、仙茅、淫羊藿；若月经不调者，加当归、香附；若乳头溢液明显者，加山楂、生麦芽；若溢血明显者，加阿胶、藕节炭、棕榈炭；若溢血量多、色鲜红者，加仙鹤草、白茅根；若乳房肿块明显者，加炮山甲、全蝎、昆布、海藻；若乳房结块红肿者，加炮山甲、橘叶、橘核、天花粉、全瓜蒌、丝瓜络；若乳房胀痛者，加延胡索、川楝子；若乳房刺痛明显者，加莪术、三棱、制乳香、制没药；若胸闷咯痰者，加郁金、瓜蒌皮、橘叶；若心悸怔忡、健忘失眠者，加酸枣仁、远志；若胃热便秘者，加大黄、瓜蒌；若尿黄、不寐者，加生地黄、灯心草、合欢皮；若发热恶寒、头痛者，加金银花、连翘。

4. 验案范例

陈某，女，38岁。2015年8月5日初诊。双乳胀痛2年余，双乳溢液 1 年余。

2 年来双乳反复疼痛，经前加重，曾诊断为乳腺增生，予口服三苯氧胺及丙酸睾丸酮口服治疗，服用数月后未见效，反而出现经量减少、恶心、食欲差等症状，故而停药。近 1 年来，患者自觉双侧乳头有少量淡红色液体自行流出，挤压成滴。患者青年女性，表情抑郁，性情烦躁，口苦口干，寐差，月经量少，大便数日不行，舌红，苔薄黄，脉弦数。查体：双乳晕处均可触及 2.0cm×2.0cm 增厚腺体，质韧，轻压痛，活动度好。远红外线扫描示：双侧乳腺轻度增生；乳腺导管造影示：无占位性病变；血清泌乳素检验示：泌乳素升高；同时溢液病理涂片示：未查见癌细胞。药用：

丹皮、生地黄、黄芩、栀子、柴胡、川楝子、大黄各 10g，龙胆草 12g，炒麦芽、白茅根各 15g，仙鹤草 30g。7 剂。

服 7 剂后，乳房胀痛减轻，心情烦躁减轻，大便不干。续上方 14 剂，每日 1 剂，水煎服。3 月后复诊，乳房及胸胁胀痛明显减轻，挤压乳头仍有溢液，色变淡。再嘱原方中加山楂 15g。3 个月后，自述月经来潮 1 次，少腹痛，经量少，有暗紫色血块，挤压乳头见少量白色溢液，不成滴。原方去龙胆草、大黄，加丹参 10g，疗效明显。嘱畅情志，清淡饮食，再服药半年。2016 年 8 月复查：双乳头溢液消失，乳晕处未见增厚腺体，月经如常，血清泌乳素正常。

按：乳头溢液伴抑郁情绪者，病情随情绪波动而波动，治疗时应以疏肝理气调畅气机为主。方以丹栀逍遥散为主，配方中加通便、回乳、健脾助消化之品。患者药后症状缓解，复诊时加用活血镇痛之药，辨证准确，治疗得当，诸症消失。

王某，女，29 岁。2016 年 2 月 17 日初诊。双乳溢血时作 3 个月。

患者于2016年2月2日发现，双乳经轻微挤压可溢出血液，西医院诊断排除乳房肿瘤，西药治疗半月未见明显疗效，故前往许老处就诊。患者神情紧张，面色少华，纳谷不香，大便溏，寐尚可，舌质淡，苔薄白，脉弦细。查体：双乳房软，无压痛，未扪及肿块，挤压乳房后乳头溢出血液、色淡、质稀薄，伴少量白色乳汁。病人5年前顺产一男婴，自哺乳，断乳已4年。月经正常，既往无其他病史。证属脾肾不足兼肝郁气滞，以四君子汤合逍遥散加减。药用：

当归、茯苓、甘草、陈皮各10g，党参、柴胡、白芍、白术、金樱子各15g，牛膝、仙鹤草各20g，生麦芽、生山楂各30g。

水煎服，每日1剂，分次温服。用药2周后，左侧乳房挤压时无溢血溢液，仍予上方。继服2周后，双侧乳房挤压时均无溢血溢液。嘱服加味逍遥丸调治半月，随访1年，未见复发。

按：本例断乳后4年见溢血，临床较为少见。本例经西医院排除乳腺导管内肿瘤。患者患病日久，见乳头溢出色淡质稀薄血液伴白色乳汁，不思饮食，面色少华，大便溏。证属脾胃气虚，脾虚则统摄失职，运化无权。许老以健脾固摄为主，少佐疏肝药，方用四君子汤合逍遥散为主，益气健脾，疏理气机。方中加金樱子、仙鹤草固涩止血，陈皮理气健脾。据现代药理研究，生麦芽中含有麦角类化合物，能抑制催乳素的分泌；生山楂对各型溢乳症均有降低泌乳作用，其中对生理性高泌乳素值降低作用尤为明显。方药对症，故疗效满意。

张某，女，65岁。2016年4月7日初诊。

3月前在某院胸外科检查，发现左乳不断溢出血性分泌物，乳头上方可触及一肿块，大小约1.0cm×1.0cm，B超诊断为炎症可能。予口服乳痰灵、维生素B_6及E等药2月余，肿块无明显变化，该院建议肿块切除。患者因畏惧手术，故前来许老处就诊。

患者为老年女性，就诊时见左乳头溢血持续不止，双层纱布覆盖，半日内即可见 3.0cm×4.0cm 大小血迹，左乳头上方肿物有憋胀感，左腋下胀痛；心中自感恐惧，纳食呆少，寐差，面色萎黄，精神倦怠，舌淡红，苔薄白，脉细微弦。查体：左乳较 3 个月前未见明显变化。乳腺导管造影未见异常；双乳钼靶未见异常；乳头溢液做病理涂片示：未见癌细胞。许老考虑证属气虚痰凝，虚实夹杂。治予健脾散结，益气活血止血。药用：

党参、黄芪、仙鹤草、丹参、白及、荆芥炭各 15g，炮山甲 3g，甘草 6g，三七粉（冲服）6g，郁金、茜草各 10g，当归、乌贼骨各 12g。

水煎服，每日 1 剂，分次温服。服药 1 周后，溢血未见明显减少，左乳及腋下胀痛更甚，且口干欲饮，舌质微红见裂纹，苔微黄，脉沉细。改治法为益气健脾，舒肝养阴。药用：

白术、茯苓、当归、柴胡、青皮、香附、郁金各 10g，党参 15g，黄芪、生地、麦冬各 12g，甘草 6g。14 剂。

水煎服，每日 1 剂，分次温服。药服尽后就诊，见左乳头仅有少许淡红色血液溢出，2 天内纱布上血迹为 0.6cm×0.7cm 大小，左乳上方肿块已消退，左腋下憋胀感消失，进食增多，精神体力大增，但见口苦口干，胸膺部偶见窜痛，舌边色红见齿痕，苔薄白，脉沉。治以补脾益气，清热舒肝。药用：

白术、茯苓、当归、柴胡、丹皮、山栀、生麦芽各 10g，白芍 12g，党参 15g，黄芪 18g，薄荷 1.5g，三七粉（冲服）1.5g。

此方嘱其连服 1 周，服至第 3 剂，乳头即无血外溢，口干口苦、胸部窜痛已除，复查 B 超未见包块。为巩固疗效，原方继服 6 剂，疾病告愈，追访 3 个月未见复发。

按： 老年妇女乳头溢血，临床鲜见。许老认为，如排除肿瘤，则以非哺乳期乳腺炎多见。本例患者初诊时，纳食呆少，寐差，面色萎黄，精神倦怠，说明有脾虚之证存在，予益气止血药效果甚微。复诊时，考虑脾气不足之证确实存在，故仍予党参、黄芪、白术、甘草等健脾益气之味，令脾气旺盛，统摄有权，血自归经；另外对于左乳及腋下胀痛加重、口干欲饮、舌红脉弦等肝郁伤阴之证，增入柴胡、青皮、香附、郁金、当归、生地、麦冬等疏肝养阴之品，令木郁条达，肝体得养，不乘脾土，血汁也减少外溢，肝郁所致肿物也逐渐消退，憋胀减轻，由此纳食、精神大增。再诊时，病已去除大半，乳头虽有点滴淡红色血汁外泌，但见口干口苦、舌红、脉弦等症，仍属脾虚肝热之证，故疏以归芪四君合丹栀逍遥散收功。本例治疗始终遵守调脾补肝之法，病获痊愈。

九、乳汁不足

乳汁不足是指各种原因导致产妇分娩后乳汁分泌不足的疾病。本病发生于产后哺乳期妇女，临床上一般较少见。但随着现代女性工作压力逐渐增大、生活节奏明显加快及高龄产妇日渐增多等因素，本病发病率已经呈现出显著上升趋势。本病的发生，不仅可能影响婴儿的健康生长，而且影响并削弱母子之间通过吸乳反射所产生的情感交流。健康产妇一般正常的乳汁分泌量为平均每天1000～1500mL，如分泌不足可少至600～700mL，或200～300mL甚至没有。凡是产妇每天所产乳汁的量不足以供给婴儿每天的需求量，都可归为此病。由于产妇情绪的变化以及身体状况都会使每日的产乳量有所波动，而乳汁分泌不足又会加重产妇的焦虑情绪并出现身体不适，两者互相影响，可能导致产妇病情持续加重。

乳汁不足属于中医"乳汁不行""少乳"范畴，程度较甚者，中医称为"无乳"。中医认为，本病分虚实二证：实证属气血壅盛，乳络阻滞；虚证属气血虚弱，乳汁生化乏源。西医对此病尚无有效的治疗手段，一般以对症处理或心理疏导为主，临床疗效也不确定。相比较而言，中医治疗本病具有一定优势，临床效果更为明显。

许老临证中的乳汁不足患者颇多，多为慕名及病友推荐而至，故而诊治本病经验丰富。许老认为，乳汁不足之病，大多为肝郁脾虚，耗伤肾阴，气机无力推动，导致肝郁气滞，肾阴亏损，气血两虚而成。治疗大法以补益滋阴配合疏肝通络为主。临床治疗常从肝、脾、肾入手，强调疏肝兼以健脾益肾，行气之中配以补气养阴。对于唇甲发白、气血两虚之人，加重补血养血药物，使气血生化得以来源，气机流通得以舒畅，气血互生，津液充足，营养全身，滋养乳汁，从而乳汁分泌逐渐增多。

1. 学术思想

（1）病机以肝脾肾失调为本，乳络不畅为标

中医古籍汗牛充栋，对本病也多有记载。《妇人大全良方》论曰："凡妇人乳汁或行或不行者，皆因气血虚弱，经络不调所致也……若乳虽胀而产后瞖作者，此年少之人初经产乳，有风热耳！须服清利之药则乳行。若累经产而无乳者，亡津液故也，须服滋益之药以动之；若虽有乳，却不甚多者，须服通经之药以动之，盖以羹臛引之。"认为乳汁不足与外感风热、津液不足以及气血亏虚三者有关。《三因极一病症方论》则指出："产妇有两种乳脉不行，有气血盛而壅闭不行者，有血少气弱涩而不行者。虚当补之，盛当疏之。"认为乳汁不足与"气血盛而壅闭"与"血少气弱涩"二者相关。《儒门事亲》认为其"或因啼、哭、悲、怒、郁、结以致乳汁不行"，认为乳汁不足与人的情绪有关。

许老勤求古训，博采众长，认为乳汁不足的病机中心在于肝、脾、

肾。"女子以血为本，以肝为先天"，脾胃乃气血生化之源，女子乳头属肝，乳房属胃，许老认为精癸同源，藏泻互用，调理肝肾同时要兼以调补脾之运化，补充气血，只有当先天、后天之源均为充足时，乳汁自然便可充盛。中医学认为乳汁分泌与肝、肾、脾胃、冲任相互协同有着紧密的关系，但四者之中以肝、脾、肾与此病的关系最为密切。肝主疏泄，通畅气机，调达情志，肝气的疏泄作用能使脏腑经络之气运行通畅无阻，对于全身气机的升降出入起着重要的调节作用。气机疏泄正常，则气血平和，经络通畅；反之则易引起气机阻滞，气血不调。肝气郁结，气机阻滞，乳汁无以通畅，易致乳汁不足。脾主运化水谷精微以及水液，乃生化之源，是气血津液的重要物质基础，脾通过运化水谷和运化水液，将其中的精微物质吸收并运送到全身各处，以营养五脏六腑、肢体脉络，使其发挥正常功能，也成为乳汁正常分泌的保证。如运化乏力，气血不足，无以荣养生乳，易致乳汁不足。肾主藏精，具有调节机体代谢和生理的功能，肾阴具有凉润宁静的功能，有协调气血津液的化生和气化。若肾阴不足，易致虚热内生，耗伤津液，口干舌燥，虚烦不寐，潮热盗汗，舌红少苔，脉细数，发为虚热之证。肾阴亏损，津液不足，无以冲养乳汁，易致乳汁不足。

（2）证型分肝郁气滞、气血虚弱、津液枯竭

许老判断本病乃因肝、脾、肾失调，乳络不畅所致，故而临床将其分为肝郁气滞、气血虚弱、津液枯竭三个基本证型。第一种为实证，后两种为虚证。

肝郁气滞证：临床主要表现乳汁量少，每因情志不遂而加重，心烦易怒，善太息，不思饮食，舌淡红，苔薄白或微腻，脉弦。治疗多从疏肝理气入手，行气解郁，疏通肝气，肝气条达，畅通全身气机。

气血虚弱证：临床主要表现为乳汁质稀、颜色透明、量少，面色㿠白或萎黄，心悸气短，身疲体倦，头昏失眠，舌淡苔白，脉沉细无力。治疗以补气养血为大法，气血充足方可化生津液，气血津液充沛方可荣养全身，促使乳汁生成增加。

津液枯竭证：多由产后失血过多或长期津液匮乏引起。临床主要表现为乳汁量少、质稀、色暗，甚至无乳，皮肤粗糙，自汗盗汗，时有隐隐发热，身体虚弱，倦怠乏力，唇干舌燥，时欲饮水，舌淡红少苔，脉细数。治疗以益气养阴为主。许老认为，肾阴充足方可濡养气血，使得津生血旺而乳汁增多。

2. 证治经验

许老认为，虽然乳汁不足临床表现多样，但治本重在调补脾肾，同时要结合疏肝通乳，并对兼夹证辨证论治，诸症方可药到病除。

（1）调补脾肾以治本

脾主运化水谷精微，化生气血津液，为后天之本；肾藏先天之精，为生命之源，为先天之本。后天与先天相互资生，相互促进。脾主运化水谷，是脾气通畅，脾阴与脾阳相互协调的结果，但也要依赖于肾气的资助；肾气充足，滋养全身，促进身体不断生长发育，但也要依赖于后天水谷精微的不断充养。一旦脾肾亏虚，气血生化乏源，便会影响正常的乳汁生成，久而久之，易成乳汁不足。临床上也常见乳汁不足的产妇与先天不足，督任失养，或因分娩失血过多、流产致胞宫天癸受损等有关。许老认为，乳汁不足之为病，脾肾不足、气血亏虚是其根本，先后天乏源，则乳汁无以滋养。因此，治疗之本重在调补脾肾，脾气充足，肾精旺盛，则可气血充盈，津液充盛，产妇乳汁能够源源不断生成，状如泉涌。

（2）疏理肝气以通乳

肝主疏泄，主通畅全身气机、血液以及津液。机体脏腑以及全身器官的机能活动也有赖于肝气正常运行，肝气调达对于全身气机的升降出入起着一个维护以及协调的作用。肝气舒畅，则全身气机调畅，气血运行和调，人的心情也能保持舒畅，情志活动正常。若肝气疏泄不及，则可使肝气郁结，气机郁阻，易致心情抑郁，默默寡言，多忧善疑。临床上常见乳汁不足患者就诊时的心情低落，神情沮丧，时有叹气等征象。乳汁不足之为病，肝气郁阻，气机不通是乳络不畅之源。气机无以顺通，则乳汁无以通畅。因此，治疗在于疏通肝气，使得肝气条达畅通，产妇乳汁充足。

（3）时时顾及兼证

治疗乳汁不足时，除了肝脾肾损伤外，由于患者体质迥异，临床常见湿滞、血瘀、痰凝等兼夹证型，治疗时应注意顾及，随症加减。

脾气不足，运化无力，水湿停滞，肾气亏损，无力蒸腾气化，津液停聚，容易化湿，水湿不行，日久成痰，痰湿交结，阻遏气机，本虚标实，形成乳汁不足。治疗时宜在健脾益肾的基础上，重视温脾化湿、行气化痰。肝气郁结，气机停滞，血无力运行，日久血停成瘀，故在疏肝理气的同时，兼要行气活血、理气散瘀。

3. 方药心裁

（1）脾肾不足者以健脾滋肾为主，疏肝行气为辅

许老对于脾肾不足证型，治疗主要采用健脾理气、补益气血、补肾滋阴、疏肝理气、行气通乳的方法，并强调方宜滋补为主，加用理气疏肝之药，推动气血运行，滋养全身。临床若见情志抑郁，默默寡言，胸闷不畅，乳房胀痛等症状；辨证属于肝郁气滞，木失调达；治疗可予以柴胡、郁金、白芍、青皮、橘叶、橘核等疏肝理气，柔肝缓急之药。若见身体虚弱，形体消瘦，头晕眼花，心悸，自汗，面色苍白或萎黄，全身乏力，口唇、爪甲淡白，乳房不胀，乳汁量少、质稀如水，舌淡，脉细无力等症；辨证属于气血亏虚；治疗予以党参、黄芪、当归、赤芍、熟地黄、白术、补骨脂、川芎等益气健脾，养血活血之药。若见皮肤粗糙，不时自汗，时有低热，体弱无力，口干时欲饮水等症状；辨证属于阴虚内热，津液不足；治疗予以天冬、麦冬、五味子、玄参、生地、知母、石斛、玉竹等滋阴降火，养阴增液之药。

（2）注重调摄情绪

许老强调，保持情志调达对于此病的恢复有着重要意义。患者早期易出现抑郁、心情低落、烦闷、焦躁等精神症状，若服药期间仍情志不畅，良药亦可无效；病情后期，若仍情志失畅，则疗效甚微，乳汁更少，亦会加重情志失调。许老常嘱患者避免过于劳累，缓解压力，适当休息，劳逸结合，切勿熬夜，加强锻炼，提高体质，饮食无需忌口，适可而止即可。鼓励患者增加户外活动，开阔视野，舒畅心情；对于外地患者，许老在问诊的同时，还常用当地方言与患者交流当地风俗习惯，增进亲近感，这样可以缓解患者思想负担和精神压力，有利于治疗。

4. 验案范例

葛某，女，27岁。2017年2月17日初诊。

患者产后3月余，面色苍白，神疲乏力，心悸唇淡，心情抑郁，默默寡言，月经已来潮、量少、色淡、质稀，痛经（-）；乳汁较少，平均每日约为600mL；纳可，夜寐安，二便调。查体：双乳轻度挤压可有少量白色透明液体流出，量少，质稀，触痛（-）。双腋下未触及明显肿大淋巴结，舌淡苔薄白，脉细无力。许老诊治，查患者乳汁质稀量少，系乳汁不足病无疑。患者面色少华、心悸乏力、月经来潮、量少色淡，证属气血虚弱，乳汁生化乏源为主。同时情志不畅、时有焦虑，伴肝郁不舒表现，拟益气健脾、理气疏肝治法。方以香附六君子汤合柴胡疏肝散加减。药用：

党参、白术、法半夏、茯苓、佛手、柴胡、香附、焦谷芽、焦山楂、白芍、丹参各10g，漏芦20g，黄芪15g，当归15g，陈皮6g，甘草5g。

连服7剂，同时嘱咐患者每日疏通乳络，保持乳腺导管通畅，增加患儿吸乳，通过吸乳反射，刺激患者性腺轴中泌乳素的分泌，促进乳汁生成；适当运动，改善消化功能，增加食欲。一周后，患者乳汁显著增加，每日可达900mL，略少于正常1000mL的量，故而患者信心大增，精神好转，焦虑不适显著减轻，面色亦较前红润，舌淡红，脉细。许老认为肝郁渐解，脾肾不足，故原方去除疏肝之柴胡、香附，加强滋肾通乳功效，加入：天冬10g，王不留行10g。继服7剂，患者乳汁分泌每日达1250mL左右，满足婴儿需要，面色红润，心情舒畅，再与7剂巩固疗效。之后患者乳汁充足，精神状态良好，病告痊愈。

按： 临床乳汁不足表现以本患者为多，占七成左右。常以乳汁量少质稀、面色少华、神疲乏力为主要表现，同时兼有焦虑与情志不畅诸症。许老临证基本方以益气健脾补血、理气疏肝通乳为大法，方以香附六君子汤合柴胡疏肝散加减使用，同时配以乳络疏通、适当运动、饮食调节与精神调适，临床效验颇多，一般服用14剂左右，患者大多痊愈。

王某，女，29岁。2016年6月15日初诊。

患者产后1月，因情志不遂，家庭矛盾后，乳汁突然减少，平均每日约为450mL，乳房胀痛，胸胁胀闷不舒，善太息，心烦易怒，夜寐欠安，脘痞不舒。查体：双乳胀满，轻度挤压可有少量白色透明液体流出、量少、质稠、轻度触痛。双腋下未触及明显肿大淋巴结，舌淡红，苔腻，脉弦滑。许老查患者乳汁量少而质稠，因情志不舒突然引起，患者全身无虚损之象，故属实证。辨之为肝郁气滞，乳络不畅；苔腻，脉弦滑乃兼痰湿。拟理气疏肝，化痰通乳。方拟柴胡疏肝散合二陈汤加减。药用：

柴胡、郁金、橘叶、橘核、白术、法半夏、茯苓、当归、赤芍、川芎、王不留行各 10g，漏芦 20g，陈皮 6g，青皮 6g，甘草 5g。

连服 7 剂，同时训练患者自行每日进行乳腺导管疏通按摩，保持乳腺导管通畅，同时嘱咐患者家属要让患者保持心情舒畅、减轻压力。一周后，患者乳汁显著增加，每日可达 1000mL，已基本满足婴儿需要，患者心情愉快，全身不适症状显著减轻，舌淡苔白，脉弦。许老诊治后，认为痰湿渐解，肝气不畅，故原方去除化痰祛湿之法半夏、茯苓、陈皮。继服 7 剂，患者乳汁分泌每日达 1100mL 左右，停药后患者乳汁充足，精神状态良好，病告痊愈。

按：许老治乳汁不足，以肝郁气滞为主要表现的实证患者可占三成左右，常以乳汁量少、质稠、情志不畅为主要表现，同时兼有痰湿诸症。基本方以理气疏肝、化痰祛湿为大法，配以乳络疏通、精神调适与饮食调节，临床效验颇多，一般服用 14 剂左右，患者大多痊愈。

十、乳瘘

乳瘘（漏）是指发生于乳房部或乳晕部的脓肿溃破后久不收口而形成管道者，多由乳痈、粉刺性乳痈、乳发、乳痨等病继发而成。本病的临床特点是疮口脓水淋漓，或杂有乳汁或败絮样或脂质样物，溃口经久不愈。乳瘘相当于西医的乳房部窦道或乳头瘘。

许老在乳瘘的诊治上积累了丰富的临床经验，强调该病的治疗需"内外兼治"，明确瘘管成因，摸清管道的走向及分支，以外治为主，内治为辅。若为乳痨所致乳瘘，需配合抗结核药物治疗。

1. 学术思想
（1）查病因，辨病机

本病最早见于隋《诸病源候论·发乳瘘候》"此谓因发痈疮，而脓汁未尽，其疮暴瘥，则恶汁内食后更发，则成瘘者也。"明清医家对乳瘘的发病原因及临床表现论述较多，《外科启玄·乳痈》载有："乳中结核，天阴作痛，名曰乳核。久之一年半载，破而脓水淋漓，日久不愈，名曰乳漏。"《医宗金鉴·外科心法要诀》提出："若久不收口，外寒侵袭，失于调养，时流清水者，即成乳漏。"对乳瘘的发病原因有所认识。而《外科真诠》对乳瘘的病因、症状有了较详细的论述，如："乳漏乳房烂孔，时流清水，久而不愈，甚则乳汁从乳流出，多因先患乳痈，耽延失治所致，亦有乳痈脓未透时，医者用针伤囊膈所致者。"

结合文献及多年的临床经验，许老认为乳瘘是继发病，首诊需查明原发病及诊治过程，继而辨病机。疮痈的病机多与毒邪相关，而其发展则与气血相关。乳瘘一般病程较长，所谓"久病必虚"。临床常见病程日久，疮口不敛，脓水淋漓或漏乳不止，清稀无臭，疮面肉色不鲜；伴面色无华，神疲乏力，失眠，自汗，形体畏寒，食欲不振。舌质淡红，苔薄，脉细或虚大。病程日久，气血亏虚，正气虚弱无力抗邪，脓肿溃破后引流不畅，乳络失宣，血脉瘀滞，毒邪不能随脓而解反旁窜，伤及乳络而成。乳瘘染毒者，临床常见乳房部或乳晕部漏，反复红肿疼痛，疮口常流乳汁或脓水，疮口有臭，经久不愈，周围肿硬不消，周围皮肤潮湿浸淫；舌质红，苔黄，脉滑数或数。乳瘘染毒，毒邪炽盛，脓毒郁滞，旁窜伤络，或切开不当，损伤乳络，以致流脓、溢乳不止。有乳瘘病史，临床常见疮口脓出稀薄，夹有败絮状物质，疮口久不愈合，疮周皮色黯红；伴潮热颧红，干咳痰红，形瘦食少，五心烦热，口干唇燥。舌质红，苔少，脉细数。因乳痨体虚，痰浊恋滞，穿溃后，久漏不止，日久不愈。发于乳晕部的乳晕瘘，大多由于乳头先天性内陷，凹陷畸形，乳络先天不健，若经局部染毒，或乳晕部脂瘤化脓，容易损伤乳络，发生脓肿溃破、乳汁溢漏不止。

总之，本病多由于各种因素导致乳络损伤、脓液或乳汁从疮口溢出，以致长期溢乳或流脓而成。由于脓液及乳汁均为气血所化生，反复溢乳或流脓，耗伤气血，正虚毒恋，血脉凝涩不畅，毒邪不能随脓而解，旁窜伤及周围乳络而形成瘘管。

（2）辨证施治

乳瘘常见辨证分型，包括气血两虚证、热毒炽盛证及阴虚火旺证。

气血两虚证的治疗原则为调补气血，方药选用十全大补汤加减治疗。方药：生黄芪30g，当归10g，党参10g，白术10g，茯苓10g，生地黄15g，白芍10g，陈皮6g，炙甘草3g。若正虚兼有邪恋，在扶正的基础上加排毒的药物，如金银花10g，连翘10g，黄芩10g，紫花地丁10g，皂角刺10g。

热毒炽盛的治疗原则为清热解毒、托毒排脓，方药选用托里消毒散合瓜蒌牛蒡汤加减治疗。方药：当归10g，赤芍10g，金银花10g，连翘10g，全瓜蒌15g，牛蒡10g，黄芩10g，紫花地丁10g，皂角刺10g，穿山甲5g。

阴虚火旺的治疗原则为养阴清热，方药选用青蒿鳖甲汤加减治疗。方药：青蒿10g，鳖甲10g，知母10g，黄柏10g，生地黄15g，丹皮10g，山药10g，天花粉10g，玄参10g，百部10g，黄芩10g。

（3）善用外治

许老指出，乳瘘的治疗以中医外治为主，内治为辅。乳瘘的外治法，主要包括提脓祛腐法、垫棉法、切开扩创法及挂线法。

提脓祛腐法：适用于乳房部瘘，用五五丹药线提脓祛腐，脓腐减少,改用五一丹药线。

垫棉法:适用于疮口溢乳不止,或乳房部漏脓腐脱尽后。此时用棉垫垫压空腔处或用纱布数尺加压固定,使管腔内壁相互靠紧,不仅可使腔内分泌物循道引流,而且使新生肉芽相互融合,充填腔道。

切开扩创法:适用于浅层瘘管。深层瘘管,可选用浅层切开,深层宜挂线治疗。乳晕部漏大多可自乳头孔穿出,在探针引导下,行挂线治疗。乳痨引起的,可使用切开法治疗,待疮口扩大后,再用提脓祛腐法治疗。

2. 证治经验

(1)中西医结合治疗

许老认为,乳瘘病因众多,病情复杂,病程日久,治疗切莫"扬汤止沸",当需"釜底抽薪"。在中医辨证施治的同时,许老对乳痈形成的乳漏,适时停止哺乳或药物断乳。对于感染严重的患者,应结合脓培养结果予抗感染治疗,以防发生脓毒血症。对乳痨形成的乳漏,应配合抗结核治疗。治疗前需结合辅助检查(B 超检查或乳房 MRI 检查),明确脓腔的数量,确定脓腔的走向及分支。治疗后,应及时复查 B 超,明确是否有遗留的脓腔,以防创面桥形愈合。

(2)外治法经验

许老提出外治法的分期治疗。先用药线蘸五五丹插入乳房部瘘管,提脓祛腐 7～10 天;待脓腐减少时,改用五一丹药线;脓尽后,改用生肌散生肌收口,外用垫棉法加压治疗约 7 天。丹药作为提脓祛腐药,有较强的腐蚀作用,可使管内的变性坏死组织脱落,但若疮口狭小,坏死组织难以引流通畅,仅部分残留腔内也可能引致反复感染,不利于愈合。因此,需扩大疮口,低位引流或对口引流,以保证脓液引流通畅。换药时,需结合辅助检查以明确窦道和瘘管的数目和走向,彻底清除脓腔、窦道或瘘管的坏死组织，采用刮匙搔刮，并用生理盐水反复冲洗。待腐脱新生时，则辅以垫棉绷缚法。棉垫加压时，疮口暂时保持开放，以防坏死组织残留，确保排毒通畅，并防止疮口浅表组织过早粘连而致闭门留寇。对于有多个瘘管者，可视腐尽情况逐个加压收口。若窦道或瘘管内无坏死组织，且疮面肉芽红活，B超探查无异常回声，血常规无异常时，可外用生肌散收口。

3. 方药心裁

古代对乳瘘的治疗无特殊疗效记载，一般按"疮疡"处理。"疮疡"内治法的总则为消、托、补。乳瘘辨证为热毒炽盛证，许老重用清热解毒药物，如金银花15g，连翘10g，黄芩10g，紫花地丁10g，蒲公英15g等；辅以托毒排脓药物，如生黄芪30g，当归10g，赤芍10g，白芷10g，皂角刺10g，穿山甲5g，白芥子10g等。肿胀明显者，辅以利水消肿药物，如泽泻10g，瞿麦10g等；乳汁量多者，辅以酸涩回乳药物，如生麦芽50g，生山楂10g，醋五味子10g。产后气血亏虚者，重用补益气血药，如生黄芪30g，当归10g，党参10g，白术10g，茯苓10g，生地黄15g，白芍10g；并在扶正的基础上辅以排毒的药物，如金银花10g，连翘10g，黄芩10g，紫花地丁10g，皂角刺10g。乳痨所致的乳瘘，多属阴虚内热证，重用养阴清热药，如青蒿10g，鳖甲10g，知母10g，黄柏10g，生地黄15g，山药10g，天花粉10g，玄参10g，常佐以丹皮10g泻阴中之伏火；潮热颧红、干咳者，加百合、炙百部。

4. 验案范例

田某，女，28岁。2016年10月10日初诊。左乳腺炎溃破出脓3月余。

病史：患者3月前因左乳腺炎在当地医院就诊，给予静滴青霉素治疗。2周后行脓肿切开引流，肿痛渐轻而疮口久不愈合，故来许老门诊处就诊。刻下：患者神清，面色萎黄，神疲乏力，左乳外下方切开处有淡黄色乳汁溢出，纳寐欠佳，二便调，舌淡，苔薄白，脉细。

查体：左乳房外下方可见一长约4cm的切口，疮面肉色不鲜，可见淡黄色乳汁溢出，探针探及2个窦道，深约5cm及4cm。

治疗：结合患者症状及体征，诊断为乳房瘘（正虚邪恋证）。治则为补益气血，托毒排脓。内服药用：

生黄芪30g，当归10g，党参10g，白术10g，茯苓10g，生地黄15g，白芍10g，银花10g，连翘10g，黄芩10g，紫花地丁10g，皂角刺10g，陈皮6g，炙甘草3g。3剂。

每日1剂，水煎服。

外治法：用生理盐水+庆大霉素反复冲洗脓腔，棉签捻出坏死组织，并用药线蘸五五丹插入乳房部瘘管以提脓祛腐3日，每日换药1次。

患者复诊见脓液较前明显减少，改用五一丹继续提脓祛腐3日，每日换药1次，内服药物同前。患者复诊见脓腔无明显脓性分泌物，疮腔内肉芽红活，用垫棉法加压绑缚3日。患者复诊见脓腔已闭合，外用生肌散收口。愈后随访未复发。

按：本例患者产后气血亏虚，正气虚弱，无力抗邪。脓肿溃破后引流不畅，乳络失宣，血脉瘀滞，毒邪不能随脓而解反旁窜，伤及乳络而成。治疗以外治为主，明确窦道数量、走向，给予丹药提脓祛腐，换药时反复冲洗脓腔，彻底清除坏死组织，脓尽后给予垫棉绑缚法以促进创腔愈合，外用生肌散收口。内治以十全大补汤加减，补益气血以扶正，辅予清热解毒药物以祛邪。

贾某，女，24岁。2015年7月10日初诊。左乳晕旁破溃流脓1

年余。

病史：患者1年前左乳房被孩子踢伤后红肿，到当地医院就诊，予抗生素治疗，红肿疼痛减轻。1月后左晕旁红肿又起，破溃流脓，经抗生素及换药治疗，左乳晕旁瘘反复发作，久不愈合，遂至许老门诊处就诊。刻下：患者神清，精神紧张，左乳晕内上象限有一瘘口，有黄色浓稠样液体溢出，纳寐可，大便干结，小便调。舌质红，苔薄黄腻，脉数。

查体：左乳头凹陷，左乳晕内上象限有一瘘口，大小约1.5cm×1.0cm，用银球探针从瘘口沿乳头方向探查，顺利从乳头孔穿出，并可见粉刺样物质。左乳晕内上象限皮肤红肿，瘘口处可挤出黄色浓稠样液体，略臭。

治疗：内治结合患者症状及体征，诊断为乳头瘘（热毒炽盛证）。治则为清热解毒，托毒排脓。内服药用：

当归10g，赤芍10g，金银花10g，连翘10g，全瓜蒌15g，熟牛蒡10g，黄芩10g，紫花地丁10g，皂角刺10g，白芷10g。7剂。

水煎服，每日1剂。

外治：给予乳头瘘管挂线治疗，每日1次。用五五丹药线腐蚀病变瘘管。取患者脓液行脓培养+药敏检查提示：金黄色葡萄球菌阳性。根据药敏结果，给予庆大霉素+生理盐水冲洗伤口。7日后，脓腐脱尽，给予生肌散收口治疗。历经14日痊愈，愈合随访未复发。

按：患者左乳头先天性凹陷，乳管内分泌物蓄积，易发生粉刺性乳痈。患者左乳晕旁瘘管反复发作，彻底清除病变瘘管的坏死组织及保证新鲜肉芽组织从基底部长起是治疗的关键。乳头挂线治疗，用物理切割的方法暴露病变瘘管，用五五丹腐蚀病变瘘管，脓腐脱尽后方可收口。

患者病程较长，瘘管反复发作，瘘管染毒，表现为乳晕部皮肤红肿、脓液黄稠、略臭，辨证为热毒炽盛证，方药选用托里消毒散和瓜蒌牛蒡汤加减治疗。同时结合脓培养检查，予以抗感染治疗。

十一、非哺乳期乳腺炎

非哺乳期乳腺炎多见于女性，是妇女非哺乳期的一组乳房炎症病变，主要临床表现为非周期性乳房疼痛、乳头溢液、乳头凹陷、乳晕区肿块、乳房脓肿、乳头部瘘管等，其发病率占乳房良性疾病的 4%～5%，近年来有增加的趋势。平均发病年龄 25～40 岁，尤其哺乳后 3～4 年为高发期。主要发生在非妊娠、非哺乳期的中青年女性，病因不确切。非哺乳期乳腺炎涵盖的病种多样，若治疗不当，极易反复发作，长期不愈，是仅次于乳腺癌的难治性乳房疾病，对乳房的破坏作用很强，常给患者在肉体上和精神上造成很大创伤，大大降低患者的生活质量。浆细胞性乳腺炎和肉芽肿性小叶乳腺炎均属于非哺乳期乳腺炎范畴。

非哺乳期乳腺炎属于中医"粉刺型乳痈"范围。中医在非哺乳期乳腺炎的治疗上相比西医治疗而言，临床效果显著，损伤范围小，痛苦少，可减少手术切除乳房的机会，最大限度地保留正常的乳房外形，减少或避免使用糖皮质激素所带来的副作用。

许老认为，粉刺性乳痈属中医外科阴证疮疡的范畴。总体上，初起阳虚为本，寒凝气滞，痰瘀互结，兼见血虚不荣，继而化热，可夹有热毒等证。初起主张温阳化痰，散寒通滞，喜用、善用阳和汤。瘀滞明显的佐以活血化瘀之品，气血不足的佐以补中益气，阴寒明显的加附子、细辛。若化热出现毒热证，则宜清热解毒。

1. 学术思想

（1）病机中心在阳虚为本，寒凝气滞，痰瘀互结

非哺乳期乳腺炎，多见于乳头凹陷者，乳头凹陷以先天性居多。先天禀赋受于父母，决定了体质差异的存在，决定了阴阳气血多少的不同。乳头凹陷或畸形均可导致乳络不畅，气血瘀滞，结聚成块；或肝气郁结、营气不从，或肝郁伤脾、脾不统血，或多次妊娠、乳汁分泌障碍，或哺乳不良、肾精耗伤、冲任失调，均致乳络失和，瘀浊内阻，聚结成块，久则蕴热，蒸酿肉腐，而成脓肿，故乳房红肿疼痛。或外感风热，或外伤染毒，或手术划伤等均可累及乳腺导管，以致气滞血瘀，乳络不通，久则成块，外感邪热，湿热相蒸，热腐成脓，溃后成瘘。

许老在长期的临床实践中发现，目前非哺乳期乳腺炎尤其是小叶肉芽肿性乳腺炎患者多是产后2～3年发病，往往产后调养失摄，气血亏虚明显。"妇人以血为本"，月经、胎孕、产育、哺乳皆以血为用，产后失养，使身体常处于血分不足、气分有余的状态，阴血难成易亏，故临床治疗常以补血为主。产后之体多气血偏虚，《丹溪心法·产后》指出妇人产后气血大伤，因而提出"产后无得令虚，当大补气血为先。虽有杂证，以末治之""凡产后有病，先固正气"等论点。傅青主在《傅青主女科·产后编上卷·产后总论》中开宗明义地提出："凡病起于血气之衰，脾胃之虚，而产后尤甚。"傅青主认为妇人历经胎产耗气伤血，故产后病以气血亏损为本，而脾胃为气血生化之源，气血亏损主要表现为脾气虚、肝血虚和肾精不足。许老反复强调，初起运用阳和汤就是体现了王洪绪主张"阳和通腠，温补气血"的治疗阴证理论。

（2）强调疮疡阴阳辨证

非哺乳期乳腺炎在中医文献中原本没有，上海的顾伯华教授于20世纪50年代首次提出将非哺乳期乳腺炎纳入"粉刺型乳痈"范畴，还是属于广义的疮疡。治疗疮疡就要首辨阴阳。《疡医大全》说:"凡诊视痈疽,施治必须先审阴阳,乃医道之纲领。阴阳无谬,治焉有差。医道虽繁,可以一言蔽之者,曰阴阳而已。"非哺乳期乳腺炎一般以局部症状为主,如见乳头溢液、可扪及扩张的乳管、乳晕部肿块、软化后溃破等症,有形邪实显而易见。证候虽然复杂多变,但总不外阴阳两大类:发病急者为阳,缓者为阴;病位浅表为阳,深及筋骨为阴;皮色红赤为阳,不变为阴;皮温灼热为阳,不热或微热为阴;肿形高起为阳,平坦下陷为阴;疼痛剧烈为阳,不痛或隐痛为阴;溃后脓液稠厚为阳,稀薄为阴;病程短为阳,病程长为阴;阳证易消、易溃、易敛,阴证难消、难溃、难敛。如浆细胞性乳腺炎在发病过程中,初起乳房肿胀,有块不痛,皮色不变,不发热,属阴证;继而亦可见局部皮肤潮红,甚则扪之灼热,全身发热等阳证症状。但这一过程非常短暂,属阴中之阳,脓肿切开引流后很快消退,而创面却久不愈合或反复溃破。因此,非哺乳期乳腺炎当属阴证,许老认为此病肝经郁热证少见。

2. 证治经验

非哺乳期乳腺炎临床表现多样,临证时注重内治疗法。治本重在温阳化痰,散寒通滞;对兼夹证,则辨证论治、对证加减。同时必须重视外治疗法,加强局部处理,包括外用药物、脓肿的切开引流、局部换药、挂线等。

(1)温阳化痰,散寒通滞为本

结合阴阳辨证,非哺乳期乳腺炎属于阴证疮疡的范畴。《内经》云:"营气不从,逆于肉里,复其常度则可矣。夫营者主血,循行分肉之间,得寒则凝涩,行之不及,乃失其常。"王洪绪《外科证治全生集》认为:"诸阴疽白陷者,乃气血虚寒凝滞所致。其初起毒陷阴分,非阳和通腠,何能解其寒凝?已溃而阴血干枯,非滋阴和畅,何能厚其脓浆?盖气以成形，血以华色，故诸疽平塌，不能逐毒者，阳和一转，则阴分凝结之毒自能化解。"浆细胞乳腺炎初起或僵块期见患处漫肿，皮色不红，是气血亏虚、寒邪凝滞血脉而致。初期寒毒之邪客于阴分，需以温阳和血通腠理之法以解其寒凝；若阴疽创面已经破溃，气血已伤，则需滋阴补血和血才能扶正敛疮，气以成形，血以华色。许老认为，温阳化痰、散寒通滞为治疗本病的基本原则。

（2）治疗兼证

许老一直强调治病求本，一切从患者的临床表现、苔脉，结合局部辨证，阐明病机，不能刻舟求剑。在多年临床中，许老发现少数患者在病程中会出现肝经郁热的证型，还有血瘀、湿困中焦等兼夹证型。乳房属胃，乳头属肝，正如《丹溪心法》所云："不知调养，忿怒所逆，郁闷所遏，则厥阴之气不舒，以致窍不得通……阳明之血沸腾，故热甚而化为脓血。"清代吴谦亦认为："乳疽、乳痈乳房生，肝气郁结胃火成。"肝疏泄不及，肝郁化火，肝失疏泄，脾失健运，生湿化热，或过食膏粱厚味之品，胃中积热，肝郁胃热阻滞乳络，亦可致热盛肉腐成脓。治疗应以疏肝清热为主，佐以活血散结。

3.方药心裁

（1）温阳化痰，散寒通滞首选阳和汤

许老治疗粉刺性乳痈主要采用温阳化痰、散寒通滞、疏肝清热为主，佐以活血散结。温阳化痰、散寒通滞首选阳和汤。熟地黄温补气血，滋阴和畅；麻黄开腠理，透毛窍，温通宣畅。二药补气血，开腠理，使陷于阴血之寒凝得解，阴疽已溃之疮得敛。且熟地黄得麻黄，补血而不滋腻；麻黄得熟地黄，通络而不发表。鹿角胶为血肉有情之品，助熟地黄补气血、生精髓。肉桂、炮姜性温，入血分，温阳散寒，温通血脉。白芥子辛温，可达皮里膜外，温化寒痰，通络散结。甘草生用解毒而调诸药。在阳和汤基础上加用健脾益气药如黄芪、党参、白术等，化痰散结药如茯苓、半夏、陈皮等，活血药如牡丹皮、赤芍等，使阳气得复，阴寒得散，结肿得消。

（2）用药重温阳，善于用附子

许老在用药配伍中重温阳，不仅阳虚者重用温阳，即便是阴虚患者，在滋阴养血品中，也常酌加温阳之品，既助脾之运化，亦可阴阳互生。附子辛温大热，为温阳要药，历代医家颇多重视，近代名医祝味菊称"附子通十二经，可升可降，为百药之长"。许老也非常赞同其见解，阳和汤振奋阳气，祛寒消肿，临证时每多加入。

4. 验案范例

张某，女，28岁。2016年8月26日初诊。因右乳肿块伴疼痛10天就诊。

10天前突发右乳局限性肿痛，起初乳晕周围明显，后逐渐向乳房上方蔓延，乳房疼痛明显，患侧乳头有少量脓性分泌物，在当地医院给予抗感染治疗，效果不明显。检查右乳晕周围及乳房上方局限性肿大，范围约7cm×8cm，皮肤颜色不红，触痛不显，无波动感，右腋下淋巴结稍肿大伴触痛，彩超示右乳肿块，舌淡，苔腻，脉缓，有炎性病变可能。药用：

鹿角霜10g，肉桂3g，皂角刺20g，制附片5g，麻黄5g，陈皮5g，姜黄10g，郁金10g，青皮5g，丹皮10g，赤芍10g，法半夏10g，藿香10g，佩兰10g，白术10g，甘草5g，法半夏10g。

药后乳房疼痛明显减轻，乳房肿块较前缩小，舌苔薄白，去藿香、佩兰、白术。再服14剂，右乳肿块继续缩小，疼痛基本缓解。门诊继续服药2个月后，原红肿范围消退。

按：本例患者被诊断为右乳浆细胞性乳腺炎，结合苔脉，以阳虚痰凝为主，予阳和汤加减。王洪绪曾阐述："非麻黄不能开其腠理，非肉桂、炮姜不能解其寒凝，此三味虽酷暑不可缺一也。腠理一开，寒凝一解，气血乃行，毒亦随之消矣。"许老在使用阳和汤时，因为个体差异，麻黄用量宜从小量开始，通常5～6g；如无心悸不适，可逐渐加大用量，最好不超过10g。因为临床曾数次遇到麻黄用到10g时，就有心动过速的情况出现。此外，许老喜欢加淡附片，这样可以增强温化的效果，提高疗效。

芦某，女，35岁。2016年10月16日初诊。

左乳房肿硬有块月余，不发热，自己服用头孢类抗生素未果，20天前曾在市妇幼门诊做局部穿刺脱落细胞检查，见较多急慢性炎性细胞及淋巴细胞。查：左乳房内侧方隆起有块，按压疼痛，皮色暗红，舌红，苔薄黄，脉数。邪热积于乳房，气血瘀滞。拟清热解毒，行气活血散结。药用：

黄芩10g，夏枯草10g，蒲公英20g，金银花10g，连翘10g，丹皮10g，赤芍10g，漏芦20g，皂角刺20g，青皮5g，橘叶10g，甘草5g。7剂。

每日1剂，水煎服。药后乳房疼痛缓解，触诊无疼痛，结节明显缩小。

按：这是一则非阳和汤证的案例。患者症状表现为肝经郁热为主。黄芩、夏枯草、蒲公英、漏芦疏肝清热；橘叶、青皮、陈皮疏肝通络，凉血清热；佐以金银花、连翘、丹皮、赤芍、皂角刺清热活血，化瘀散结。疏肝可使肝气调达，活血能使乳络通畅，则壅滞之热有外泄之途，有助于肿块消散。

十二、乳腺纤维腺瘤

　　乳腺纤维腺瘤是一种结缔组织和上皮组织同时增生而形成的边界清楚的良性肿瘤。本病为临床常见的乳腺良性疾病，好发于 20～25 岁女性，其次是 15～20 岁和 25～30 岁两个年龄段者。乳腺纤维腺瘤占乳腺科门诊病人的 7%～13%。该病好发于乳房外上象限，约 25% 的纤维腺瘤无明显症状，13%～20% 患者为多发病灶，患多发纤维腺瘤的病人多有家族史。纤维腺瘤病程较长，此病可能与纤维细胞所含雌激素受体的量或质的异常有关。青春期所发生的纤维腺瘤，可在短时间内迅速增长至 8～10cm 的巨大肿块。纤维腺瘤中上皮成分的癌变风险很低，癌变率为 0.12%～0.30%。若出现癌变，多为小叶原位癌。手术切除是治疗乳腺纤维腺瘤的唯一有效方法，大多数纤维腺瘤在完全切除后不再复发。青春期发生的纤维腺瘤有多灶性或在靠近手术部位再发的倾向。经手术切除，病理学检查确诊为纤维腺瘤的病人，其乳腺癌的发病风险较普通女性略增高（1.48～1.70 倍）。伴有非典型增生或一级亲属乳腺癌家族史或复杂纤维腺瘤病人，其乳腺癌发病风险高于普通纤维腺瘤病人。

　　本病的临床特点是多数病变缓慢增大或无变化，少数可自然消退或快速增大。该肿块有弹性感，表面光滑，易于推动，偶伴有疼痛。纤维腺瘤触诊多为圆形或卵圆形、分叶、质韧、边界清楚、活动度良好的肿物，有的瘤体较小，约 25% 的纤维腺瘤不可触及，单纯依靠触诊断纤维腺瘤的准确率较低，B 超检查可准确查明部位及大小。

　　乳腺纤维腺瘤属于中医"乳核""乳癖"范畴。中医在乳核的治疗上，相比西医治疗而言，可以缓解疼痛，抑制生长，控制病情，减少复发，甚至消除肿块，减少手术对身体的伤害。

许老认为，乳核之为病乃情志内伤，肝气郁结，或忧思伤脾，运化失司，痰湿内生，气滞痰凝而成；或因冲任失调，气滞血瘀痰凝，积聚乳房胃络而成。强调处方以治气为主，切莫单纯活血、化痰，常用疏肝、化痰之法。对忧思郁闷者，酌加解郁之品，气机调畅则痰湿得运；对月经不调、痛经者，酌加活血药，理气则活血化痰，得之则功效益彰。

1. 学术思想

（1）病机中心在于肝脾

关于乳腺纤维腺瘤的病因病机，中医古籍曾有记载。《诸病源候论》谓："癖者，癖侧在两胁之间，有时而痛是也。"《疡科心得集》对乳核的描述略有不同："乳中结核，形如丸卵，不疼痛，不发寒热，皮色不变，其核随喜怒为消长。"认为乳核多由思虑伤脾，恼怒伤肝，情绪过激，导致肝脾两伤，冲任失调，以致气郁、痰浊、瘀血互结于乳房，遂成肿块。其病因与肝、脾关系密切。《外科真诠》认为，其有岩变可能，记载说"宜节饮食，息恼怒，庶免乳岩之变"，说明乳核有一定的癌变风险。

许老认为，乳腺纤维腺瘤的病机中心在于肝、脾，与冲任相关。乳房的生理活动与肝气的调节相关，乳腺的增生、复旧周而复始。中医学认为，肝主疏泄，肝藏血，肝有贮藏血液和调节气机、情志的功能。肝郁则气机不畅，易致血瘀、痰凝，凝聚于乳房则形成肿块。脾主运化，运化失司则水湿停聚，易生痰湿。脾胃为生化之源，血液源于脾胃升化之水谷精微，气血虚弱或气血过实，均可引起气血瘀滞。肝失疏泄，冲任失和，气滞血瘀，痰湿凝结，使乳腺复旧不全而产生该病。

（2）肝气郁结、血瘀痰凝为临床基本证型

本病临床表现主要是乳房肿块，伴或不伴乳房疼痛。按中医理论，

肿块的形成与气滞、血瘀、痰凝相关。疼痛的病机为气滞导致经脉不通，不通则痛；或气血不足，不荣则痛。临床上可以把本病分为肝气郁结型和血瘀痰凝型。

肝气郁结型：主症为乳房肿块较小，生长缓慢，不红不热，不觉疼痛，推之可移，伴胸闷叹息；舌质如常，苔薄白，脉弦。

血瘀痰凝型：主症为乳房肿块较大，坚硬木实，乳房重坠不适；伴胸闷牵痛，烦闷急躁；或伴月经不调，痛经；舌质黯红，苔薄腻，脉弦滑或弦细。

2. 证治经验

许老认为，乳核患者临床表现不同，但基本相似，多因乳房疼痛或体检而发现乳房肿块。治本在疏肝理气，化痰散结，并根据月经周期的变化调理冲任。

（1）疏肝理气治本

肝藏血、主疏泄，妇女情绪变化多与肝有关。女性多忧思、恼怒、郁闷、善疑，这些情绪均可导致肝主疏泄功能失司，肝气郁滞，气滞则血瘀，气滞则痰凝。肝郁日久化火，火盛则加重藏泄失司，肝火横犯脾胃，抑制脾胃功能，运化失司，则水湿内聚成痰，痰凝加重气滞，气滞则血瘀，气滞、痰凝、血瘀三者互为病因，恶性循环，聚于乳房则生肿块。临床常见善虑、善怒的妇人发现乳核。故许老认为，乳核之为病，肝气郁结是其本，治疗根本在于疏肝理气，疏通全身气机，调节妇人情绪，保持心情舒畅。

（2）健脾化痰、调理冲任为辅

肝气郁结，气机不畅，导致血脉不通，不通则痛；脾胃生化失司，则气血虚弱，不荣则痛。气滞是本病形成的初始原因，气滞无形，痰凝、血瘀有形，故肿块的形成还需痰凝、血瘀存在。脾主运化，脾为生痰之源，脾气虚则运化水湿无力，脾阳虚则无法实现气化作用，水湿停脾，则生痰湿。冲任隶属于肝肾，女子经事由冲任所主，在月经周期中，乳房随冲任血海的变化而有充盈、疏泄之别，实现乳腺的增生、复旧、再增生。乳核患者冲任失调，临床多出现乳房胀痛、乳中结块随月经周期加重与缓解。现代医学认为，该病是以内分泌失调引起，即黄体酮分泌减少，雌激素相对增多所致。因此，治疗乳房肿块应重视调冲任脉。许老认为，治疗不能仅仅疏肝解郁，还应根据气滞导致的病理产物，通过疏肝解郁、活血化瘀、化痰散结、调理冲任来消除这些病理因素。

（3）治疗兼证

治疗乳核时，除了肝失疏泄外，还有以痰凝、血瘀、气血亏虚、冲任失调为主的兼夹证型，临床治疗时需辨证施治。

肝气郁滞不舒，郁久化热，炼津成痰，夹滞于胸中，出现乳房肿块。治疗时，应在疏肝解郁的同时配予健脾、祛湿、化痰之品。

肝疏泄失司，则全身气机逆乱，导致血行不畅，郁滞成瘀，可伴有血瘀。若瘀血滞于乳房中，或可形成肿块，不通则痛。治疗时，应在疏肝理气的同时，配予活血、化瘀之品。

肝郁气滞，日久化热，横犯脾胃，纳食不香，脾胃生化无源，则气血亏虚，不荣则痛。治疗时，应在疏肝解郁、健脾开胃的同时，配予清热、益气、养血之品。

3. 方药心裁

（1）方以"消"为主

许老认为，乳核的病因病机复杂，临床表现多样，根据乳核的发病机理，治疗主要采用疏肝解郁、活血化瘀、化痰散结，并强调方以"消"为主。乳核的治疗重点在于辨清病因及病程中的病理产物。

证属肝气郁结者，乳房肿块较小，生长缓慢，不红不热，不觉疼痛，推之可移；伴胸闷叹息，舌质如常，苔薄白，脉弦。予柴胡、白芍、当归、白术、茯苓、甘草、生姜、薄荷等疏肝解郁，化痰散结之品。

证属血瘀痰凝者，乳房肿块较大，坚硬木实，乳房重坠不适；伴胸闷牵痛，烦闷急躁；或伴月经不调，痛经；舌质黯红，苔薄腻，脉弦滑或弦细。予柴胡、白芍、当归、白术、茯苓、甘草、生姜、桃仁、红花、熟地黄、川芎等疏肝活血，化痰散结之品。

（2）症状复杂，辨证施治

许老认为乳核的形成原因甚广，治疗时除了辨清标本虚实之外，还应根据患者临床症状的不同，对症下药，辨证施治。若乳房肿块日久者，加石见穿、白芥子、全瓜蒌、制半夏；若肿块质硬者，加山慈菇、海藻、昆布；若月经不调者，加仙灵脾、仙茅；若气滞较重者，加入川楝子、荔枝核、橘叶、郁金；若瘀血较重者，加入红花、丹参、益母草；若疼痛较重者，加元胡；若口苦较重者，加丹皮、栀子。

4. 验案范例

乔某，女，23岁。2015年12月10日初诊，发现双乳肿块半年余。患者于半年前突然自检发现双乳肿块，遂前往医院查B超示：右乳可见3个纤维腺瘤，左乳房见1个纤维腺瘤。患者拒绝手术，遂至许老处寻求中药治疗。查体：患者右侧乳房外上象限扪及大小约2cm×1cm、1cm×1.5cm的肿块2个，左乳外上象限扪及大小约5cm×3cm的肿块1个，肤色正常，质硬，表面光滑，边界清楚，易推动，无疼痛。患者心烦易怒，平素月经不调，偶见痛经，舌黯红，苔白，脉弦细。诊为乳房纤维腺瘤（乳核），属血瘀痰凝型。药用：

黄芪 25g，柴胡、白芍、当归、白术、青皮、桃仁、红花、皂角刺、熟地黄、川芎各 10g，三棱、莪术各 6g，穿山甲 12g。28 剂。

水煎服，每日 1 剂。

二诊：上方服 28 剂后，患者自觉心烦易怒症状有所改善，肿块虽未缩小，但质地有所变软，嘱患者继续服用。

按：乳房纤维腺瘤属于中医学"乳核"范畴，本病多由情志内伤，气滞血瘀，积聚乳房而致。方中黄芪、柴胡、青皮益气行气；当归、熟地黄活血养血；桃仁、红花、三棱、莪术、川芎活血破瘀；白芍缓急止痛；白术健脾利湿；穿山甲、皂角刺攻坚散结，活血消肿。全方共奏理气、破瘀、化痰散结之功。本方组成简单，药力峻猛，直达病所，对乳核血瘀痰凝证有独特疗效。

萧某，女，14 岁。2016 年 6 月 18 日初诊，发现左乳肿块 3 月余。

患者 3 个月前突感双乳疼痛，遂于当地医院查 B 超示：左乳 10 点处可见 1 大小约 2cm×2cm 纤维腺瘤。患者年龄较小，家长不愿予其手术治疗，遂至许老处就诊。查体：患者左侧乳房 10 点处距乳晕 3cm 处可扪及一大小约 2cm×2cm 肿块，肤色正常，质韧，表面较光滑，边界清，易推动，无触痛。患者平素学习压力大，易感郁闷，舌淡红，苔薄白，脉弦。诊为乳房纤维腺瘤（乳核），属肝气郁结型。药用：

柴胡、白芍、当归、白术、茯苓各 10g，甘草 3g，生姜 3 片（自备），薄荷 3g，川楝子、郁金各 6g。14 剂。

水煎服，每日 1 剂。

二诊：上方服 14 剂后，患者自觉郁闷改善，乳房疼痛明显减轻，肿块有所软化。上方继服 14 剂，2 月后复查 B 超，示肿块约

1.8cm×2.0cm。

按： 该患者因平素学习压力过大，导致心情郁闷，肝气郁结，肝失疏泄，气滞痰凝，积于乳络而致乳核。方中柴胡、郁金、薄荷行气解郁；白芍、川楝子行气止痛；当归活血养血；白术、茯苓健脾利湿。全方共奏疏肝解郁，化痰散结之功。本方组成对证，疗效显著，追访至今未见乳房疼痛或肿块增大。

十三、乳腺囊肿

乳腺囊性增生病是临床上比较常见的疾病，大约占临床乳腺疾病的 50%～70%，其进一步发展所致的乳腺囊肿发生率占女性乳腺疾病的 3.6%～7.1%，以单纯性乳腺囊肿为多见。这种疾病的发病机制比较复杂，诱因也比较多，目前没有确切的治疗方法，临床上多采用激素制剂或外科手术进行治疗，但其疗效仍有相对局限性，患者治疗后也容易复发，而且口服激素的毒副作用大。乳腺囊性增生病的患者患乳腺恶性肿瘤的机会为一般妇女的 3～5 倍，有病理证实，病变中囊肿性乳管上皮增生，乳头状瘤病、腺管型腺病所致的不典型增生，易导致癌变，有 20%～61% 的乳腺恶性肿瘤并发囊性增生病。

许老在前人的基础上，别出心裁，从"脾"论治，自拟乳腺囊性增生基本方，常取得良好效果。

1. 学术思想

（1）肝郁血瘀、冲任失调、脾胃虚弱为临床基本证型

许老认为，本病的主要表现为乳房局限性肿块，肿块质地韧，边界不清，部分成结节状，少数患者伴有少量乳头溢液。伴随症状方面，患者大多有情绪急躁或抑郁，或纳呆食少，或有便秘、便溏，或月经不调，故而辨证可分为 3 种证型：

肝郁血瘀型：此类患者多为40岁左右妇女，乳房肿块，多伴有乳房疼痛，经前加重，无乳头溢液，有明显的情绪改变，如急躁易怒或低落抑郁等；经行腹痛，或血暗有块；舌暗红或有瘀斑，脉弦涩。

冲任失调型：此类患者发病年龄多在绝经前后，乳房肿块，多无乳房疼痛，少数患者伴有乳头溢液、量不多；伴有畏寒喜暖，四肢不温，神疲乏力，月经先后不定期或闭经；舌淡苔白，脉濡细。

脾胃虚弱型：大多数患者属于此型。发病年龄多在绝经前，乳房肿块，少有乳房疼痛，且与月经周期无关；部分患者伴有乳头溢液，为浆液性，量较多；患者纳呆食少，便溏或便秘，脘腹满胀不适，月经量少；舌淡胖或边有齿痕，苔白腻，脉细滑。

（2）以人为本，注重情志调摄

《外科正宗》曰："乳头属肝，乳房属胃。""忧郁伤肝，思虑伤脾，积想在心，所愿不得，致经络痞涩，聚结成核。"中医历来强调情志对人体健康及康复的影响。情志活动由脏腑精气应答外在环境因素的作用所产生，脏腑精气是情志活动产生的内在生理学基础。由于人体是以五脏为中心的有机整体，故情志活动与五脏精气的关系最为密切。不良情志可导致脏腑精气阴阳功能失常，气机运行失调。悲苦、郁闷、烦躁等不利因素会使康复过程延长，甚至使病情恶化。《素问·上古天真论》就曾经指出："恬惔虚无，真气从之；精神内守，病安从来。"

许老坚持以人为本，非常重视对患者精神的调摄。在辨证施治的同时，要求患者以平和的心态泰然应对，积极参加适当的体育锻炼及社交活动，以更积极的姿态面对生活，从而有利于增强机体抵抗力，提高疗效，有助于身体康复。

（3）关注疾病转归

许老多年临床发现，部分乳腺囊性增生患者到治疗后期可出现肿块范围变大，局部疼痛，皮色泛红，伴有明显压痛，体温大多正常，肿块穿刺结果提示炎细胞浸润。西医学将其归为囊肿合并感染范畴，但缺乏统一的治疗标准及方法，大多采用抗生素治疗及手术治疗，疗效不一。对于此类患者，许老认为因脾胃亏虚，湿浊不化，内阻日久蕴而化热；亦或外感邪实，湿热相蒸，阻于乳络而生痈。治疗上以清热解毒、消痈散结为主，常加用蒲公英、银花、连翘、皂角刺等。

2. 证治经验

许老认为，对于乳腺囊性增生的治疗不同于常规的从肝及冲任论治，应当注意到脾胃在疾病发生、发展过程中的重要作用；对于保守治疗欠佳的患者，也应当积极进行手术治疗，术后口服中药扶正祛邪；辨病辨证相结合，对症加减。

（1）"从脾论治"，另辟蹊径

中医药调治乳腺增生具有很好的疗效，对于乳腺囊性增生的治疗，传统的辨证分型是肝郁痰凝、冲任失调两个证型，治疗也多从肝论治或从冲任及肾论治。许老认为，还有一种常见的证型即脾胃虚弱型。临床表现为多发性囊肿，乳头溢液，纳呆食少，便溏或便秘，脘腹胀满不适，月经量少，舌淡胖或边有齿痕，苔白腻，脉细滑。此类多为年轻患者，因情志不畅或饮食失宜，忧郁伤肝，思虑伤脾，情志失调可致脾失健运，不能化气行水，以致痰湿内结，阻于乳络。饮食不节更易导致脾胃不和，痰湿内生；气机失调，血行不畅，更易生瘀，痰瘀互结，进一步加重病情。从归经来说，乳房疾病多与脾胃、肝肾、冲任有关。因此，许老对于乳腺囊性增生症的治疗坚持标本同治的原则，以健脾和胃为主，疏肝行气、利湿化痰、活血散结为辅，从而起到消除囊肿、减轻和抑制乳管内溢液的作用。

（2）中西结合，相辅相成

对于长时间内外治疗均无明显好转，思想负担重，精神压力大，乳内结块反而逐渐增大变硬，病理学检查提示为中、重度不典型增生的患者，许老认为均可作为手术治疗乳腺囊性增生病的指征。根据患者情况，采取不同的手术治疗方案，术后继续服用中药扶助正气恢复，助邪外出，预防再发。

（3）辨病辨证结合，积极治疗兼证

医学的主体不应当是疾病，而应是患者本身。很多病人来就诊时，除了主症以外，还兼有其他症状，往往这些症状更加引起患者焦虑不安。许老强调治疗应顾及兼杂症，这样往往几付药就可明显改善患者不适症状，增强患者服药的信心，增强患者依从性，更加系统完整地治疗疾病。

其次，许老认为不应单从辨证入手，当与辨病相结合。针对乳腺囊性增生患者，因为自身病痛，更易出现不良情绪，故而出现诸多不适。门诊上此类病人往往兼症颇多，许老认为此当先辨病，后辨证，辨病辨证相结合。当我们明确了患者所患疾病之后，既可有目的性、靶向性地进行治疗，同时更有利于我们医生"抓主证"，避免诸多兼症困扰，明确治疗思路。

3. 方药心裁

（1）健脾贵运，运脾贵温

许老常用治疗乳腺囊性增生病的基本方药为：香附、枳壳、青皮、陈皮、茯苓、白术、生山楂、薏苡仁、炒谷芽、炒麦芽、鹿角片、瞿麦。其中香附、青皮疏理肝气；白术、茯苓、薏苡仁、瞿麦健脾化湿；陈皮、鹿角片、炒谷麦芽、山楂助脾运化。《素问·四气调神大论》中指出："上工治未病，知肝传脾，当先实脾。"许老充分认识到"脾"在乳腺囊性增生中的重要地位，即使有些患者尚未表现出脾胃虚弱的症状，许老亦在组方中加入健脾之品。脾气要健，唯有运之，湿才可化，故即便是阴虚的患者，许老也喜在方中加入少许温药，既可助运脾气，温化水湿，亦可阴阳互生。

此外，药理实验表明：以上药物具有调节黄体功能，拮抗雌激素和泌乳素作用，并能改善乳腺增生组织局部血循环，抑制胶原纤维合成，促进囊肿内液体的局部吸收，对乳房局部充血、水肿有不同程度的缓解作用。

若夜寐梦绕，可加夜交藤、酸枣仁、茯神等补养心阴、安神之品；若阴虚盗汗、手足心热，可在补肝肾阴之药物的基础上加地骨皮、浮小麦、糯稻根等以清虚热、止汗敛阴等。

（2）组方灵巧，小方大用

许老组方用药，常常药味不多，往往几付药投之，即可药达病所，使症情好转，药效之精准无非药之精与量，临床运用得心应手。许老认为，不同的疾病，只要出现相同的"主症"，都可用小方治疗，即我们常说的"异病同治"。

乳腺囊性增生患者，常常焦虑情绪明显，心理压力大，其中不乏患者主诉颇多，诸药不能改善其症状，自行各项检查也未发现明显异常。许老认为，此当是《金匮要略》中"百合病"的主症："百合病者……欲食复不能食，常默默，欲卧不能卧，欲行不能行，饮食或有美时，或有不闻食臭时，如寒无寒，如热无热，口苦，小便赤，诸药不能治……身形如和，其脉微微。"故常常以百合30g投之，或嘱患者用百合煎茶代饮，日日服之，常取得良好效果。

4. 验案范例

李某，女，35岁。2017年1月17日初诊。双乳胀痛半年余，加重伴溢液1月。

患者半年前反复双乳疼痛，经前加重。外院行B超检查提示：双乳腺体增厚，左乳见9mm×7mm、右乳见5mm×3mm无回声区。诊断为双乳增生，双乳囊肿。曾口服逍遥丸、乳康片等，效果不佳，反复发作。患者诉1个月前因工作事务与同事发生争吵后郁郁寡欢，腹胀，不思饮食，夜寐梦绕，月经延期，痛经明显。经前自觉双乳肿块处刺痛明显，挤压乳头后有少量溢液，色淡黄。查血清PRL未见异常。刻下：双乳刺痛，轻压双乳乳头溢液，色淡黄，量少。纳呆，夜寐欠安，大便溏，多矢气，舌红，苔白腻，脉滑细小弦。查体：双乳均可触及大小不等结节，质韧，边界欠清，触痛明显。双腋下未触及明显肿大淋巴结。双乳B超示双侧乳腺增生，双乳囊肿。此当忧郁伤肝，思虑伤脾，情志失调而导致脾失健运，不能化气行水，以致痰湿内结，气机阻滞，血行不畅，阻于乳络。治拟疏肝健脾，破瘀化痰。处方：

柴胡5g，党参10g，夏枯草10g，郁金10g，青皮5g，丹皮10g，赤芍10g，白芍10g，橘叶10g，橘核10g，法半夏10g，茯苓10g，陈皮5g，余禹粮20g，甘草5g。7剂。

每日1剂，水煎服。并嘱咐患者适当户外运动，保持情志舒畅。14剂后，乳房疼痛明显减轻，双乳仍有溢液，大便实。原方加鹿角霜10g，生山楂10g，炒谷芽、炒麦芽各15g，再服14剂。后双乳溢液消失，继用1个疗程后复查B超，示肿块缩小（左乳见3mm×4mm无回声区，右乳见3mm×2mm无回声区）。其后患者情志较舒，双乳胀痛未作，继行疏肝理气、健脾化湿之法调理而愈。

按：中医从脾论治乳腺囊性增生有很好疗效。该患者情志不舒，肝气郁结，气机不畅而致血液运行失调生瘀；肝气犯脾，忧思伤脾，可致脾失健运而生痰生湿；痰瘀互结，阻塞乳络而成乳房囊肿结块。脾虚不能固摄津液，水湿内停可使乳头溢液。治疗上，在疏肝行气、破瘀化痰的同时不忘健脾。用药以自拟乳腺囊性增生基本方加减，患者药后症状缓解，复诊时加用运脾化湿之品，辨证准确，用药精准，诸症消失。

十四、导管内乳头状瘤

导管内乳头状瘤是来源于乳腺导管上皮的良性肿瘤，最常见的临床表现是乳头溢液。文献报道其发生率为64%～88%，溢液可为浆液、浆液血性、血性等。在传统的病理学分类中，乳腺导管内乳头状瘤区别于乳头状瘤病。2003年，乳腺肿瘤组织学分类中乳腺导管内乳头状瘤和乳头状瘤病同属于导管内乳头状肿瘤，分别称为中央型乳头状瘤和周围型乳头状瘤。中央型乳头状瘤起源于大输乳管，30～50岁的妇女是好发人群，乳头血性溢液及形成乳晕下、乳头周围能触及的肿块是患者的常见表现。周围型乳头状瘤，发病年龄较轻，较少表现为乳头溢液和肿块。在新的乳腺肿瘤分类中，明确将乳腺导管内乳头状肿瘤归为癌前病变或称前驱病变，并对其预后特征总结为周围型乳头状瘤继发浸润性乳癌的危险可能较中央型乳头状瘤高，单纯性乳头状瘤无周围乳腺组织灶性增生时发展为浸润性癌的风险轻微，而上皮非典型性增生存在于乳头状瘤病变组织内、外时，发生浸润癌的风险较高。近年来也有学者研究指出，伴非典型性增生导管内乳头状瘤生物学特性与浸润性导管癌或有相关性，是一重要的癌前病变。

中医学并无乳管内乳头状瘤这一病名，依其病症表现，多归属于"乳衄"范畴，《内经》曰："阳络伤，血外溢，血外溢则为衄。"意为乳头血液外溢，血液不依脉道循行，即为离经之血。但中医之"乳衄"并不完全等同于乳管内乳头状瘤，还包括了导管炎、导管内乳头状癌等以乳头溢血为表现的一类病证。此外，也有医家将本病归为"乳泣"范畴，多表现为水样、乳汁样溢液，仅部分患者通过辅助检查可发现导管内有乳头状瘤，其余为高泌乳素血症及乳腺导管扩张症。

许老认为，导管内乳头状瘤的治疗当先明确病变性质，因其有一定的癌变率，故不拘泥保守治疗。病机中心在肝脾，与肾及冲任二脉失调相关，以人为本，注重调摄，防治兼顾，常取得良好效果。

1. 学术思想

（1）病机中心在于肝脾，与肾、冲任二脉相关

历代文献记载此病甚少，较早提出"乳衄"这一中医病名的，是清代医家顾世澄，其在所著的《疡医大全》一书中说："妇女乳不坚肿结核，惟乳穷常流鲜血，此名乳衄。乃忧思过度，肝脾受伤，肝不藏血，脾不统血，肝火亢盛，血失统藏，所以成衄也。"而清代的许宣治所言"乳胀流血名乳衄，起初流血，续出黄水，黑逍遥散治之"，亦对乳衄进行了一定程度的阐释。肝主疏泄，主藏血，《血证论·脏腑病机论》中说："肝属木，木气冲和调达，不致郁遏，则血脉得畅。"而女子以肝为先天，足厥阴肝经布胸胁、绕乳头而行。肝失疏泄，或因忧郁过久，或因暴怒伤肝，致气机逆乱，迫血上涌，沿肝经上扰于乳，遂成乳衄。脾主运化，主统血，清·沈宗明《金匮要略编注》中说："五脏六腑之血，全赖脾气统摄。"饮食失宜、劳倦失度、思虑过度，均可损伤脾胃，脾胃功能失司，则无力化生气血，脾气不足，则血失固摄，从乳头溢出，故而发生乳衄。

许老认为，乳腺导管内乳头状瘤的病机中心在肝脾，与肾及冲任相关。女性子宫、乳房的生理活动都是以肝为枢纽，时时都处于增生、复旧、再增生的周期性过程。肝藏血，肝有贮藏血液和调节情志的功能。血液来源于水谷精微，贮藏于肝脏，供养各器官功能及全身筋骨的运动。肝之气血，虚则易惊善恐，实则易怒。肝主血海，血海是十二经脉

之海。脾主统血，是指脾气有统摄、控制血液在脉中正常运行而不逸出脉外的功能。脾气统摄血液的功能，实际上是气固摄作用的体现。脾气是一身之气分布到脾脏的一部分，一身之气充足，脾气必然充盛；而脾气健运，一身之气自然充足。气足则能摄血，故脾统血与气摄血是统一的。脾气健旺，运化正常，气生有源，气足而固摄作用健全，血液则循脉运行而不逸出脉外。若脾气虚弱，运化无力，气生无源，气衰而固摄功能减退，血液失去统摄而致乳衄。肝主藏血，脾主生血统血。脾之运化，赖肝之疏泄，而肝之藏血，又赖脾之化生。脾气健运，血液的化源充足，则生血统血功能旺盛，脾能生血统血，则肝有所藏，肝血充足，方能根据人体生理活动的需要来调节血液。此外，肝血充足，则疏泄正常，气机调畅，使气血运行无阻。所以肝脾相互协同，能共同维持血液的循行，故肝脾为病机之中心。

《女科摄要》指出："经水者……属冲任二脉所主，上为乳汁，下为血水。"《胎经心法》云："肝经郁火上冲，乳胀而溢。"肝气郁结，或先天不足，肾水亏损致肝木失养，气机失调，气滞血瘀，痰瘀互结而成实体性肿块阻于乳管内。许老认为，此当与肾及冲任二脉失调相关。

（2）肝郁火旺、脾虚血亏、冲任失调为临床基本证型

许老认为，乳衄可分为肝郁火旺型、脾虚血亏型以及冲任失调型。

肝郁火旺型辨证诊断要点为：乳孔溢液，颜色鲜红或暗红；乳晕下方或乳头周围常可触到结块；伴有口苦口干，胸闷胁痛或烦躁多梦，失眠易怒诸症。月经量较多，经色鲜红或暗红，或伴有血块。这种证候常可见于平素精神抑郁或烦躁易怒的患者，皆由肝失疏泄，气机逆乱，而迫血妄行，常有实证的表现。而气机逆乱同时亦可导致血行不畅，郁滞成瘀，故患者可伴有血瘀的表现。若瘀血滞于乳房中，或可形成肿块。

脾虚血亏型辨证要点为：乳孔溢液，色淡红或褐色，或黄色如稀水样；伴面黄倦怠，心悸失眠，食欲不振等症状；月经量较多，色淡红，无血块。舌淡，苔白，脉细弱。中医认为该证的形成，常因忧思多虑而日久难释，所谓"思伤脾"，而饮食、劳倦等也能损伤脾胃。脾虚不能统血，血失固摄，溢于乳络。

冲任失调型辨证要点为：溢乳量少，质清稀；伴有月经先后失调，色淡量少，舌淡或暗淡，苔白，脉沉细。素体亏虚，禀赋不足而致肾精亏虚，冲任与肾相并而行，肾虚则冲任失调，气血瘀滞于乳房，形成乳汁而出。

(3) 中西结合，不拘于守

对于具有手术指征的患者，素体情况良好，能耐受手术，许老认为不应拘泥中医保守治疗方法。此类患者建议采用乳腺导管切除术，切除病变导管送病理检查。切除可疑病变后，再辨证施治，中药调理。对于全身状况不理想，尚不能耐受手术治疗的患者，常着重于扶正，以疏肝健脾、化痰散结为主，并尽可能地为患者创造手术条件。

(4) 防治兼顾，注重调摄

中医讲究未病先防，即法于自然之道，调理精神情志。现代社会生活的快节奏，很多人不分昼夜地忙于工作、学习，压力很大，思想负担过重，难以获得心志上的闲舒，故现在中青年女性发病率逐年增加。许老认为，此时防大于治，门诊常常嘱咐病人保持良好的生活习惯和作息时间，避免熬夜；待人谦和，少与人争辩。饮食上勿擅自服用西洋参、花粉、胎盘、蜂皇浆、蜂胶、甲鱼、燕窝等各种女性保健品。少食牛奶、豆浆、牛羊肉、多籽虾、雌蟹。

2. 证治经验

许老认为，虽然乳腺导管内乳头状瘤临床表现多样，但治本在疏肝健脾、化痰散结，辨证论治，对症加减。

（1）疏肝清热，化痰散结为主

许老指出，乳头属足厥阴肝经，乳房属足阳明胃经，乳衄多由忧思过度、肝脾受伤所致。肝为刚脏，肝气和平，则血脉流畅，血海宁静，周身之血亦随之而安。一有怫郁，则肝气不舒，郁而生火，火扰于中，肝脏受伤，藏血无权，血热妄行，旁走横溢，遂成乳衄之证；气机瘀滞，水液代谢失常，则易生痰生瘀，痰瘀互结，发为有形肿块生于乳管。病由情怀不畅、肝气郁结而起，所以治疗方法自当以疏肝解郁、化痰散结为主法。

（2）顾护脾胃，先安未受邪之地

"上工治未病，知肝传脾，当先实脾。"肝气不舒，肝气首当横逆犯脾，故许老认为在疏肝的同时，理当顾护脾胃：一来能先安未受邪之地，起到未病先防的作用；二来脾胃功能正常，水谷精微得以化生，增强了人体抗病能力，有助于疾病的恢复。

（3）治肝先治肾

有别于单纯的从肝论治，肝体阴用阳，与肾为子母关系，肝气之用全赖肾水以滋之、肾精以养之，其功能一旦失常而发生病变，无不与肾密切相关，故前人有"治肝先治肾"之说。因而对于素体阴虚的患者、先天禀赋不足的患者，许老认为当在疏肝解郁的基础上采用滋水涵木的方法，补肾阴，肝火既得肾水之济，又得清肝药物之泄，相辅相成。

3. 方药心裁

用药温和，调护冲任。许老一向用药温和，反对攻伐太过。疏肝则不忘养血，肝为刚脏，以血为体，以气为用，故常选用辛润之品，药如郁金、香附、川楝子、青皮、白芍、当归等。若急躁易怒、舌红苔黄腻，加入夏枯草清肝火；若疼痛较甚，加入橘叶、橘核理气散结止痛，并以白僵蚕、陈皮等化痰散结。

此外，许老喜在方中加入少许温药，如鹿角片、鹿角胶等，一方面温化痰湿，另一方面温养调护冲任。药理实验表明，动物类温阳药物具有调节黄体功能，拮抗雌激素和泌乳素作用，对乳头溢液、乳腺导管扩张有明显的改善。

4. 验案范例

赵小兰，女，48岁。2010年6月24日初诊。

导管内乳头状瘤术后，半月前无意之中发现两乳头先流黄水，继则转为血性分泌物，量较多，衬衫上染有血迹。患者常为家庭琐事而多怒善郁，伴有胸闷、嗳气。检查：两乳晕部未扪及肿块。苔薄黄，舌质红，脉细弦。诊断：乳衄。宜疏肝解郁，清热泻火。药用：

炒柴胡5g，白芍15g，全当归15g，黑山栀10g，代赭石15g，佛手柑10g，丹皮5g，制香附10g，炒白术9g，川楝子10g。

服药7剂，乳头已不流血水，挤之亦未出现。追访5年，未见复发。

按：乳衄，文献记载甚少。清代顾世澄《疡科大全》中对乳衄有所描述，但寥寥数言，未列方药。考乳头属足厥阴肝经，乳房属足阳明胃经。乳衄，良由忧思过度，肝脾受伤所致。肝为刚脏，肝气和平，则血脉流畅，血海宁静，周身之血亦随之而安。一有佛郁，则肝气不舒，郁而生火，火扰于中。患者导管内乳头状瘤术后，系情怀不畅、肝气郁结而出现乳头溢血，故以丹栀逍遥散加减。方中柴胡、香附、佛手疏达肝气，当归、白芍养血调肝，川楝子清热疏肝，丹皮、山栀凉血清热，白术健脾和中，代赭石镇肝潜阳，使肝能藏血。

十五、乳腺癌

乳腺癌，属于中医学"乳岩""乳岩"等范畴。此外，"石痈""乳核""妒乳""乳毒""乳疽""石榴翻花发"等也与乳腺癌类似。早在隋·巢元方所著《诸病源候论》中提到"乳石痈"时就说:"石痈之状,微强不甚大,不赤微痛热……但结核如石。""乳中隐核,不痛不痒""乳中结聚成核,微强不甚大,硬若石状。"宋·陈自明所著《妇人大全良方》中描述乳岩为:"若初起,内结小核,或如鳖棋子,不赤不痛,积之岁月渐大,崩破如熟石榴,或内溃深洞。此属肝脾郁怒,气血亏损,名曰乳岩。"该书不仅对乳癌的症状描述得非常确切,而且对其转移部位也做了深刻论述,指出:"乳岩初起结核隐痛……耽延继发如堆粟,坚硬岩形引腋胸。"治疗宜早,晚期多不可救治。明·陈实功著《外科正宗》论述:"经络痞涩,聚结成核,初如豆大,渐如棋子,半年一年,二载三载,不痛不痒,渐渐而大,始生疼痛,痛则无解,日后肿如堆粟,或如覆碗,色紫气秽,渐渐溃烂,深者如岩穴,凸者若泛莲,疼痛连心,出血则臭,其时五脏俱衰,四大不数,名曰乳岩。凡犯此者,百人百必死。"清·王洪绪《外科全生集》指出,晚期乳岩禁忌局部手术,"大忌开刀,开则翻花最惨"。由此可见,中医对乳腺癌的临床表现早有较全面的认识,并且已认识到该病的转移情况、不良预后和难治性。

1. 学术思想

有关乳腺癌的病因病机,历代医家论述颇多。《内经》有"正气存内,邪不可干""邪之所凑,其气必虚"的记载。《外证医案汇编》进一步阐明:"正气虚则为岩。"《医宗必读》则详述:"积之成也,正气不足,而后邪气踞之。"故正气不足是肿瘤发生的主要内在因素。《景岳全书》则谓:"脾肾不足及虚弱失调之人,多有积聚之病。"《疮疡经验全书》认为乳岩的病因病机是阴寒内盛,导致阳气虚衰而成,书中曰:"乳岩及阴极阳衰,血无阳安能散,致血渗于心经而生乳岩。"认为肝肾不足,冲任失调,月经不正常,气血运行不畅,经络阻塞而发病。明·陈实功《外科正宗》则认为："忧郁伤肝，思虑伤脾，积虑在心，所愿不得者，致经络痞涩，聚结成核。"指出情志内伤、忧思郁怒是发病的重要因素。从病因病机上将本病分为情志不畅、肝脾两伤和冲任失调、气血凝滞两大类，认为本病的发生与肝、脾、冲、任关系最为密切。《医宗金鉴》明确指出："乳癌由肝脾两伤，气郁凝结而成。"《妇人大全良方》亦谓："肝脾郁怒，气血亏损，名曰乳岩。"乳房为阳明胃经所司，乳头为厥阴肝经所属，情志不畅，肝失条达，郁久而气血瘀滞；脾伤则运化失常，痰浊内生，肝脾两伤，经络阻塞，痰瘀互结于乳所致。六淫外侵，邪毒留滞也是发病重要因素。《诸病源候论》曰："有下于乳者，其经虚，为风寒气客之，则血涩结成痈肿。而寒多热少者，则无大热，但结核如石。"瘀血凝滞，痰浊积聚亦是乳岩病机之一，《内经》曰："湿气不行，凝血蓄里而不散，津液涩渗，蓄而不去，积皆成也。"

许老认为，乳癌的发生总不外乎六淫内侵、肝脾气郁、冲任失调、脏腑功能失调，以致气滞血瘀、痰凝、邪毒结于乳络而成。他还将乳腺癌术后复发转移原因归纳为：正气内虚为乳腺癌复发转移的前提即决定因素，冲任失调为乳腺癌复发转移的重要因素，余毒未尽为乳腺癌复发转移的关键，血瘀为乳腺癌复发转移的重要条件，七情内伤、饮食不节、过度劳累为其复发转移不可忽视的因素。总之，归结其病因病机主要为气阴两虚，冲任失调，余毒未尽。

2. 证治经验

（1）病因病机

风邪外客、风热壅盛、蕴结于乳房之间，引起阳明之血热壅盛，厥阴之气滞郁结，营卫不和，使乳房之经脉瘀阻而致病。

脏腑失调：脾虚纳差，运化失健，过食厚味；情志内伤，肝气不疏，气血瘀阻，排乳不畅，耗损肝脾，运化失司，痰浊内生；妇女乳房受冲任的主宰，冲任又隶属于肝肾，若冲任失调，精血不足，肝失濡养，脾胃受损，痰浊内生，气滞痰凝，致患乳房结块。

总之，乳腺癌病机可概括为：正气先虚，脏腑之气虚弱，六淫邪毒乘虚而入，加之饮食不当、外感邪毒或忧思郁怒，导致气血运行失常，冲任失调，气滞血瘀，久则毒聚于内，壅阻乳络久不能消，而成癌瘤。病至晚期，正气大虚，邪气实甚，正虚为病之本，气郁、瘀毒为病之标。是因虚致积，因积而更虚，久则积渐大而体更虚，虚实夹杂，终成气、血、阴、阳俱虚之证，故脾肾两虚、肝郁毒聚为本病的基本病机。

（2）辨证要点

乳腺癌是全身性疾病的局部表现，病位在乳房，涉及肝、肾、脾、胃等多个脏器，病理因素以气滞、瘀毒为主。

①辨证当首辨虚实。癌症的主要病机是全身属虚，局部属实，脏腑功能减退，机体防御功能下降，外邪侵袭，内毒积聚，以致癌变。癌症早中期，正气相对较盛，毒邪较旺，正盛邪实，治疗当以解毒祛邪为主；癌症中晚期，正气渐虚，毒邪较旺，正虚邪实，治疗重在扶正抗毒祛邪，标本同治；与手术、放化疗配合时，应以扶正为主；癌瘤已被完全切除或部分切除时，应以扶正为主，辅以祛邪抗毒抑瘤之法；当癌瘤未能控制，甚或出现病灶转移，以祛邪抗毒抑瘤为主，中西医结合，放疗化疗并举，内治外治兼用。癌症患者通常虚实夹杂，故宜分清标本缓急，扶正与祛邪兼治。当患者出现大量胸腔积液、腹水、黄疸、发热等症时，扶正应防止滋阴之品恋邪助邪、补肾助阳之品生火助热，做到扶正不留邪，祛邪不伤正。

许老认为，正气虚为乳腺癌发病之根本，"邪之所凑，其气必虚"，故在治疗上既要注意消除外在致病的因素，顾及局部病灶，更要重视调动和提高人体自身的抗癌能力，调节机体内环境，增强机体免疫作用。

考虑到乳腺癌患者多为 40 岁以上女性,"年过四十而阴气自半",并且多数患者在手术及化疗后表现为精神萎靡、乏力、食欲不振、毛发稀疏或全脱、面容苍白憔悴、口干舌燥、盗汗、大便干结、月经紊乱或停经、头晕耳鸣、眠差、舌红少苔、脉弦细等气阴两虚症状,故治疗上应以补气养阴为主。因乳房属肝,乳晕属胃,所以与肝胃之阴的相关性更大。许老常用黄芪、白术、山药、山茱萸、当归、太子参、生地黄、熟地黄、玄参、南沙参、玉竹、白芍、石斛、黄精、天冬、麦冬等补养各脏精气。

②次辨整体与局部。癌症是全身性疾病的局部表现,充分认识到癌症患者全身与局部的紧密联系,从而在治疗上整体考虑全身与局部的协调配合。中医在治疗上强调全局整体和辨证施治,利用天时、地利、人和等因素来调整和平衡人体阴阳气血,重视个体和个体的动态变化,强调"同病异治"和"异病同治"。中医药治疗癌症既重视整体调整,又重视个体的局部病变特征,针对癌症的主要病机在进行全身整体调整的同时,对局部进行攻伐、抗毒、祛邪。西医治疗癌症大多采取对抗治疗,或外科手术,或放疗,使癌瘤迅速消失或枯萎,联合化疗对各种癌瘤均有不同程度的抑制作用,但是即使癌瘤被完全切除或部分切除,由于人体癌细胞的生长环境和条件尚未完全改变,癌瘤复发和转移在所难免。因此,中医药的整体综合治疗就能发挥显著优势。

许老在补益正气的同时,应用抑癌之品以消除余邪的侵袭,抑制亢奋的病理反应。临证喜用猪苓、茯苓、穿心莲、半枝莲、白花蛇舌草、木馒头、露蜂房、八月札等现代研究已证明对抑制癌毒有确切疗效的药物。其中穿心莲因太过苦寒,一般用过一段时间后则改用他药。

③与西医协同而治、标本同治。中西医治疗癌症各有优势,西医意

在攻邪，无论手术还是放化疗，均以抑制癌瘤细胞的增殖或促进其凋亡为目标，属于"治标"的范畴；中医重在整体调整，调整人体阴阳气血，改变和消除机体生长癌细胞的环境和条件，属于"治本"的范畴。凡早中期癌症，邪气盛，此时应采用西医的手段，如手术切除癌瘤、放化疗大量杀灭癌细胞；中晚期癌症，虽然邪气盛，但正气已虚，此时应攻补兼施，中西医配合治疗。中医药辨证施治，扶正固本，攻补兼施，能减轻放化疗毒性，增强放化疗疗效，可能还有抗耐药作用。癌症晚期，机体衰竭，正不胜邪，正虚转为矛盾的主要方面，此时中医以扶正固本为主，辅以解毒抗癌，或扶正抗毒、标本兼治，提高生存质量和延长生存时间；可配合局部化疗如腹腔、胸腔、直肠给药、动脉介入，也可配以中药外治如外敷、熏洗、塞药、灌肠等方法。

④中药药性与现代药理药效结合用药。重视中医辨证施治，同时积极吸收现代药理药效研究成果，中药药性与现代药理药效结合用药，形成自己的用药特点。

中医认为，正气亏虚，脏腑功能衰弱是形成癥瘕积聚等恶性肿瘤的内因。扶正固本、补气养血、健脾益肾，多选用生晒参、人参、黄芪、茯苓、白术、菟丝子、枸杞子、当归、白芍、地黄、山药、女贞子、旱莲草等。癌症患者早、中、晚各期，正气虚当扶正固本，邪气实当抗毒祛邪。祛邪的方法主要有活血化瘀、化痰导浊、软坚散结、以毒攻毒等。活血化瘀，常选用三棱、莪术、乳香、没药、王不留行、丹参、三七等以改善微循环，阻止癌栓形成；攻坚破积，常选用穿山甲、皂角刺、全蝎、蜈蚣、斑蝥等，以攻毒散结，搜剔络中之邪；化痰导浊，常选用南星、半夏、山慈菇等祛痰散结，破坏癌瘤；软坚散结，常选用浙贝母、夏枯草、昆布、海藻、牡蛎等软结化积；解毒抗癌，常选用白花蛇舌草、半枝莲等清热解毒。

⑤积极处理兼杂症。临床上患者在主症基础上常常兼有其他症状。许老强调，治疗应顾及兼杂症，因为这样往往几付药就可明显改善患者不适症状，可增强患者服药的信心，增强患者依从性。其中若失眠多梦、心悸怔忡、五心烦热等，可加夜交藤、酸枣仁、茯神等补养心阴安神之品；若消瘦乏力、舌淡脉虚、纳谷不香等，则可加党参、山药、焦谷芽、焦山楂等以补益脾脏，消食和胃；若肝气不舒，郁郁寡欢，可加合欢花、郁金、绿萼梅、玫瑰花等以理气舒肝；若阴虚盗汗、手足心热，可在补肝肾阴之药物的基础上，加地骨皮、浮小麦、糯稻根等以清虚热及止汗敛阴等。

⑥注重精神调养。许老很重视精神调养，强调情志对人体健康及康复的影响。情志活动由脏腑精气应答外在环境因素的作用所产生，脏腑精气是情志活动产生的内在生理学基础。由于人体是以五脏为中心的有机整体，故情志活动与五脏精气的关系最为密切。不良情志可导致脏腑精气阴阳功能失常，气机运行失调。悲苦、郁闷、烦躁等不利因素会使康复过程延长，甚至使病情恶化；而情绪积极乐观、七情反应适当则有利于病情恢复，如《素问·上古天真论》曰："恬惔虚无，真气从之；精神内守，病安从来。"故患者以平和的心态泰然应对，积极参加适当的体育锻炼及社交活动，有助于乳腺癌患者以更积极的姿态面对生活，从而有利于增强机体抵抗力，有助于身体康复。

（3）辨证施治分型

①肝气郁结型

证候：两胁胀痛，易怒、易躁，胸闷喜叹息，乳房肿块质硬如石，舌苔薄黄或薄白，舌红有瘀点，脉弦有力。

治法：疏肝理气，活血解郁。

方药：柴胡、青皮、白术、茯苓、枳壳、夏枯草、王不留行。

②热毒蕴结型

证候：时有低热，乳房结块增大，或已溃破，周围红肿，乳头内陷，口干烦躁，舌红苔黄，脉濡数。

治法：清肝解郁，活血散结。

方药：生地、当归、赤芍、白术、茯苓、贝母、丹皮、半枝莲。

③冲任失调型

证候：乳肿结块，皮核相亲，坚硬如石，推之不移；伴有腰腹酸软，月经不调，烦躁无力，舌淡无苔，脉无力。

治法：疏肝解郁，调理冲任。

方药：柴胡、白芍、青皮、龟板、鳖甲、菟丝子、补骨脂、地黄。

④气血亏虚型

证候：头晕耳鸣，形体消瘦，五心烦热，面色苍白，夜寐不安；乳房结块溃烂，色紫黯，时流污水，臭气难闻，舌淡紫，少苔，脉滑无力。

治法：益气养血，解郁扶正。

方药：党参、黄芪、当归、地黄、白术、茯苓、乳香、没药、蒲公英、半枝莲。

随症加减：晚期乳癌转移入肺及胸膜，咳嗽气急者，加用贝母、瓜蒌、郁金、葶苈子、莱菔子、苏子、金荞麦肃肺降气平喘；转移入骨而疼痛者，加用炙乳香、炙没药、炙全蝎、徐长卿祛瘀止痛，并加重川断、牛膝、补骨脂等补肾之品；转移入肝，出现黄疸、纳差者，加用茵陈、垂盆草、虎杖利湿退黄；局部淋巴结转移者，加用贝母、夏枯草、山慈菇软坚散结；舌苔厚腻者，加用半夏、陈皮化痰和中；口干、舌红苔少者，加用南北沙参、鳖甲养阴生津；食欲不振者，加用炒谷麦芽消食和胃；夜寐不安者，加用合欢皮、酸枣仁、五味子宁心安神；有发热时，加用生地、花粉、地骨皮养阴清热。

治疗乳腺癌常用的中药：山慈菇、蒲公英、白花蛇舌草、半枝莲、夏枯草、炙天龙、草河车、郁金、蛇莓、蜀羊泉等。临证时，常选其中几味，做到病有主药。

3. 中医治疗乳腺癌分期的地位和优势

许老认为，中医治疗在整个乳腺癌的治疗中贯穿始终，可以配合手术、放疗、化疗，使得各种综合治疗能够顺利完成，同时提高患者的生存质量，延长生存期。

（1）中医药与手术配合

术前为了提高手术耐受性，中医药宜着重调理脾胃；再者，患者一般对手术或本病有恐惧心理，可加用养心安神中药，如白术、茯苓、焦三仙、山药、远志、酸枣仁等。

手术期间，因手术创伤出现皮下积液、积血，可加黄芪、金银花；因手术清扫淋巴结，常使上肢静脉回流不畅，有时出现上肢水肿，可加活血化瘀、利水消肿药物，如当归、赤芍、红花、王不留行、茯苓、泽泻、泽兰、车前子、路路通、丝瓜络、炮山甲、桑枝等。

手术后期，由于手术创伤出现气血亏虚现象，应给予益气养血药物，如当归、黄芪、熟地黄、首乌、阿胶等。

（2）中医药与化疗配合

化疗时，抗癌药物常对消化系统、骨髓、心、肝、肾等功能有损害，故在化疗间歇期应配合中药治疗，能减轻其毒副反应，保护各脏器的正常功能，使化疗能顺利按计划进行。有研究表明，中药防治化疗毒副反应可通过拮抗药物损伤，促进骨髓恢复；抑制药物诱变性，调节免疫机能；保护脏器功能，预防肿瘤转移等方面实现，故能提高化疗药物的敏感性，增强疗效。化疗后服中药，可以加强抗肿瘤治疗，以减少肿瘤复发和转移，对减轻患者的病痛起到积极作用。

①全身反应：化疗后常见头晕眼花、疲乏无力、精神萎靡、食欲不振、失眠多梦、大小便失调等。中医辨证属气血两虚、肝肾不足的证候，可用补气养血、滋补肝肾药物，使患者化疗反应症状减轻。方用四君子汤、八珍汤加减，药如炒党参、白术、茯苓、山药、陈皮等。

②消化道反应：化疗后见食欲减退、恶心呕吐、腹痛、腹泻等，中医辨证属脾胃失和、升降失司的表现，治以健脾和胃、降逆止呕，方用陈夏六君汤、旋覆代赭汤加减，药如炒党参、白术、茯苓、姜半夏、陈橘皮、焦山楂、代赭石等。

③骨髓抑制：多数抗肿瘤药物可引起不同程度的骨髓抑制，防止血象下降是化疗期间的一个大问题。整个化疗期间都可配合中药，以减轻化疗的毒副反应，保护骨髓，促进骨髓造血机能的恢复和重建。出现骨髓抑制时，可给予补肾健脾、益气养血治疗，常用药物如黄芪、当归、党参、白术、茯苓、黄精、补骨脂、仙灵脾等。

④肝脏损害：由于抗癌药物对肝脏的损害，化疗后常见两胁隐痛、恶心呕吐、厌食油腻、肢软乏力，或伴有黄疸、肝脾肿大，复查肝功能异常，舌苔腻，质有紫气或瘀斑，脉细弦。采用祛瘀解毒，调理肝脾法。药物有当归、赤白芍、紫丹参、白术、茯苓、木香、制香附、郁金、焦山楂、板蓝根、土茯苓、连翘、虎杖。目、肤黄染者，加茵陈、金钱草；呕吐、苔腻者，加藿香、佩兰、姜半夏、陈橘皮、砂蔻仁；便溏者，加炒苍术、炒苡仁、煨木香、煨肉果等。

⑤肾脏损害：由于金属铂类药物在抗肿瘤治疗中，常出现肾功能损害，使尿素氮及肌酐的实验数值出现异常，伴有肢软乏力、纳谷不香、腰酸腿软、小便量少，或浮肿，舌质淡白而胖、舌苔薄、脉沉细等症。多采用健脾补肾，祛瘀解毒法。常用药物有党参、白术、猪苓、茯苓、

黄芪、当归、红花、丹参、桑寄生、杜仲、川断、泽泻、车前子。

⑥心脏损害：蒽环类的化疗药物对心脏有一定的损害，可导致心肌损伤，心律不齐，严重者可引起心力衰竭。临床常见肢软乏力，动则胸闷气短，头晕心悸，心电图检查见异常。中医多采用益气养血，活血化瘀法。常用中药有党参、黄芪、当归、红花、丹参、郁金、川芎等。

现代医学研究表明：扶正中药可增强机体免疫功能，党参、黄芪、仙灵脾等补益中药能不同程度地防止白细胞的减少。党参、黄芪、山萸肉、仙灵脾等药对乳腺癌化疗后患者的卵巢功能和激素水平具有明显的调节作用，在一定程度上与化疗具有协同作用。白术具有抑制肿瘤生长和增殖的作用，白术挥发油在对实体瘤的抑制、抗细胞突变、增强癌细胞的抗原性及抗体特异性的主动免疫方面均有效用。

（3）中医药与放疗配合

放疗期间易伤阴耗血，故宜配合用中药滋阴养血。若局部出现放射性皮炎，需以清热养阴凉血为主，如用北沙参、麦冬、玄参、生地黄、赤芍、丹皮、虎杖、金银花等；若出现放射性肺炎，见有咳嗽、气喘等症状时，需以清热润肺为主，如用桑白皮、杏仁、贝母、紫丹参、金荞麦等；若因放疗而致骨髓抑制，则给予益气养血、健脾补肾法为主，如用黄芪、当归、杞子、女贞子、茯苓、仙灵脾、补骨脂、鹿角片、鸡血藤等。

（4）中医药与内分泌治疗配合

内分泌治疗是乳腺癌辅助治疗的重要组成部分，但长期服用他莫昔芬，可影响体内雌激素状态，导致患者生理和心理发生改变而出现烘热汗出、烦躁易怒、头晕耳鸣、心悸失眠等一系列类似更年期的症状。中医认为，患者的这些不良反应与肾、肝、心三脏功能失调密切相关。肾气渐衰，肾精渐耗，精血更显不足。肾阴不足，阳失潜藏，虚热内生，则见烘热汗出、五心烦热等症；肝肾阴虚，精血不足，天癸渐竭，冲任失养，血海渐空，或阴虚内热，热伏冲任，扰动血海，血海不宁，可致月经失调，渐至闭止；肾主骨生髓，开窍于耳，肾阴不足，肾精亏虚，不能养骨生髓，则头晕耳鸣、骨节酸楚；肝肾之阴亏虚，水不涵木，肝阳上亢，上扰清空，则头痛头晕、烦躁易怒；肝失柔养，疏泄失常，失于条达，则情志抑郁或烦躁易怒；心肾不交，心火独亢，热扰心神，神明不安，则失眠多梦、心悸怔忡。总之，以肾虚为先导，由肾及肝、心而致肝肾阴虚、心肾不交是本病发生的关键。治疗应以调理阴阳、疏肝解郁、宁心安神为基本治法，通过调整阴阳的偏盛偏衰，实则泻之，虚则补之，以恢复阴阳相对平衡，达到"阴平阳秘，精神乃治"之目的。主要用药：仙茅、淫羊藿、黄柏、知母、金钱草、虎杖、酸枣仁、郁金、红花、川牛膝、蒲公英等。对潮热汗出症状突出者，加煅龙骨、煅牡蛎、浮小麦等；疲乏无力症状突出者，加生黄芪；头痛眩晕症状明显者，加葛根、天麻、钩藤。由于本病有典型的心理方面症状，故治疗上常配合心理治疗。

4. 验案范例

张某，女，41 岁。2015 年 11 月 10 日初诊。

右乳房有一核桃大小肿块，于 2013 年 5 月 18 日在外院病理诊断为"右乳腺癌"。行右乳癌根治术，术后放化疗多次。2014 年 8 月左侧乳腺出现一核桃大小包块，左侧腋下、颈部均可触及大小不等肿块数枚，经当地医院诊断为乳腺癌术后广泛转移。因体质虚弱，患者及家属要求中医治疗，不愿再放化疗。症见面色少华，形体消瘦，少气懒言，舌红苔黄腻，脉细弱。

辨证：肝郁毒结，气滞血瘀。治拟疏肝解郁，行气散结，破瘀消肿。

柴胡 6g，黄芩 9g，炒白术 12g，茯苓 15g，牡蛎 3g，蒲黄 15g，夏枯草 30g，连翘 15g，王不留行 15g，穿山甲 10g，全瓜蒌 3g，白芍 20g，红枣 6g，生姜 3 片，甘草 10g。14 剂。

平消胶囊 5 瓶，每日 3 次。

复诊：患者服上药后精神较前好转，饮食较前有增，左侧乳腺肿瘤未见明显增大。原方加莪术 10g，28 剂；平消胶囊 5 瓶，每日 3 次。

复诊：左侧乳腺肿块有所减小，因在外地，要求多取中药。原方 90 剂；平消胶囊 5 瓶，每日 3 次。

复诊：左侧乳腺肿块已基本消失，精神大振，再予原方 30 剂。嘱其在当地医院取药治疗，有情况随诊。患者 2 年后仍健在。

按：患者乳腺癌采用西医手术切除，术后虽行放化疗，但仍出现广泛转移，患者只有求助于中医，采用逍遥散疏肝养血，牡蛎、夏枯草软坚散结，王不留行、蒲黄、莪术等软坚活血化瘀，全瓜蒌宽胸下气，穿山甲、连翘消肿排毒，故疗效颇佳。

蔡某，女，56 岁。2016 年 2 月 10 日初诊。

左乳肿块 2 年余，近 1 月增大明显，查左乳肿块有 6cm×7cm 大小，不规则，质硬，活动度差，乳晕呈橘皮样改变；左腋下有一 3cm×2cm 肿大的淋巴结。经 CT 及 MRI 诊为左乳腺癌广泛转移，纵隔淋巴结肿大。患者不愿放化疗，要求服中药治疗。症见面色橘黄，口苦口干，消瘦乏力，初少便干，舌红少苔，脉沉紧。证属气血亏虚，肝郁脾弱，瘀毒内结。治拟健脾益气养血，软坚散结。

党参 20g，白术 10g，茯苓 10g，甘草 10g，白芍 20g，当归 15g，黄芪 10g，三棱 15g，莪术 15g，牡蛎 30g，夏枯草 20g，生姜 3 片，红

枣5枚，浙贝母30g，香附15g，青皮12g，玄参15g，柴胡10g，蒲公英15g。14剂。

平消胶囊5瓶，每日3次。

复诊：患者左乳肿块较前变小，活动度有增，精神亦有所好转，暂不更方，原方28剂。平消胶囊2盒，每日3次。

复诊：患者一般状况好，纳食香，左乳肿块已缩小，乳晕橘皮样改变亦消退，要求继服。

原方60剂。平消胶囊5瓶，每日3次。

复诊：患者服上方后，全身无明显不适，左乳腺肿块已触摸不清，拟调整原方90剂，晚期可回家调整，至今仍健在。

按：本患者乃肝脾郁结，冲任失调，痰浊凝结，发为乳岩。治疗以调肝理气，健脾益胃为主，加穿山甲以散结通乳，三棱、莪术、牡蛎、夏枯草行气活血、软坚散结，黄芪、当归、贝母、玄参、香附以健脾疏肝、益气养血。

张某，女，48岁。2016年5月10日初诊。右乳癌根治术后右上肢肿胀疼痛半年。

右上肢胀痛、牵掣痛，食欲较差，夜寐梦多，二便尚调。检查：右上肢明显较左侧增粗肿胀，触诊皮肤硬韧。舌红少苔，脉细。证属气阴两虚，血瘀湿阻。治拟补气活血，除湿消肿。上肢加桑枝以引经，另加入扶正抗癌之品。

生黄芪30g，太子参30g，白术15g，茯苓12g，川芎12g，桑枝9g，桔梗12g，当归15g，桃仁12g，赤芍12g，地龙12g，黄精9g，生苡仁12g，蛇舌草15g，露蜂房10g，肉苁蓉10g，炒枣仁15g，生甘草

10g。14 剂。

复诊：右上肢胀痛减轻，胃纳增加，睡眠好转。原方加丝瓜络 12g，忍冬藤 12g 以通络消肿。此方服药 3 个月后，右上肢肿胀消失而愈。

按：患者术后正气已伤，再加放化疗使气血两伤，脾肾功能受损，瘀血痰湿停滞为病机。治疗上标本兼施，以补气活血、除湿消肿为法。选用八珍汤，辅以祛邪解毒之品。

附录　主要方剂摘录（按方名首字拼音排列）

B

八珍汤《瑞竹堂经验方》

组成：人参、白术、白茯苓、当归、川芎、白芍药、熟地黄、甘草。

功用：益气补血。

主治：气血两虚证。面色苍白或萎黄，头晕耳眩，四肢倦怠，气短懒言，心悸怔忡，饮食减少，舌淡，苔薄白，脉细弱或虚大无力。

用法：水煎服。

C

柴胡清肝汤《外科正宗》卷二

组成：川芎、当归、白芍、生地黄、柴胡、黄芩、山栀、天花粉、防风、牛蒡子、连翘、甘草节。

功用：养血清火，舒肝散结。

主治：血虚火动，肝气郁结，致患鬓疽。初起尚未成脓者，毋论阴阳表里，俱可服之。

用法：用水400mL，煎至320mL，空腹时服。

柴胡疏肝散《景岳全书》

组成：陈皮、柴胡、川芎、香附、枳壳、芍药、甘草。

功用：疏肝理气，活血止痛。

主治：肝气郁滞证。胁肋疼痛，胸闷善太息，情志抑郁易怒，或嗳气，脘腹胀满，脉弦。

用法：水一盏半，煎八分，食前服。现代用法：水煎服。

陈夏六君汤《医学正传》

组成：人参、白术、白茯苓、甘草、陈皮、半夏（制）、生姜、大枣。

功用：补脾健胃，理气化痰。

主治：脾胃虚弱，食少不化，腹胀胸闷，气虚痰多。

用法：水煎服。

D

丹栀逍遥散《内科摘要》

组成：柴胡、当归、白芍、薄荷、茯苓、白术、煨姜、大枣、丹皮、栀子。

功用：养血健脾，疏肝清热。

主治：肝郁血虚，内有郁热证。潮热盗汗，烦躁易怒，或自汗盗汗，或头痛目涩，或面颊赤口干，或月经不调，少腹胀痛，或小便涩痛，舌红，苔薄黄，脉弦虚弱。

用法：用水 150mL，煎至 105mL，空腹时服。

E

二陈汤《太平惠民和剂局方》

组成：半夏、橘红、白茯苓、甘草。

功用：燥湿化痰，理气和中。

主治：湿痰证。咳嗽痰多，色白易咯，恶心呕吐，胸膈痞闷，肢体困重，或头眩心悸，舌苔白滑或腻，脉滑。

用法：上药㕮咀，每服 12g，用水一盏，生姜七片，乌梅一个，同煎六分，去滓热服，不拘时候。现代用法：加生姜 7 片，乌梅 1 个，水煎温服。

二仙汤《中医方剂临床手册》(梁颂名)

组成：仙茅、仙灵脾、巴戟天、当归、黄柏、知母。

功用：温肾阳，补肾精，泄肾火，调冲任。

主治：用于更年期综合征（妇女绝经前诸证，头目昏眩、胸闷心烦、少寐多梦、烘热汗出、焦虑抑郁、腰酸膝软等）、高血压病、闭经，以及其他慢性病见有肾阴阳两虚，虚火上扰者。

用法：日服1剂，水煎取汁，分两次服。

G

瓜蒌牛蒡汤《医宗金鉴》

组成：瓜蒌仁、牛蒡子、天花粉、黄芩、山栀、金银花、连翘、皂角刺、青皮、陈皮、柴胡、生甘草。

功用：清热疏肝，通乳散结。

主治：乳痈初起，红肿热痛，或身寒发热。

用法：水煎服。

H

黄芩油膏 江苏省中医院院内制剂

组成：黄芩提取物。

功用：清热解毒、燥湿。

主治：用于热疮、黏膜感染、溃疡及各种皮肤感染性炎症。

用法：外用，涂敷于患处，一日1次；或遵医嘱。

回乳汤《外科大成》

组成：麦芽、归尾、赤芍、红花、牛膝。

功用：回乳消胀。

主治：无儿吃乳，乳汁较多致乳房胀痛者。

用法：水煎服。

L

龙胆泻肝汤《医方集解》

组成:龙胆草、栀子、黄芩、木通、泽泻、车前子、柴胡、甘草、当归、生地黄。

功效:清泻肝胆实火,清利肝经湿热。

主治:肝胆实火上炎证,肝经湿热下注证。

用法:水煎服。

六味地黄汤《小儿药证直诀》

组成:熟地黄、酒萸肉、牡丹皮、山药、茯苓、泽泻。

功用:滋阴补肾。

主治:肾阴亏损,头晕耳鸣,腰膝酸软,骨蒸潮热,盗汗遗精,消渴。

用法:水煎服,每日1剂,日服2次。

P

平复饮加味《孙允中方》

组成:牡蛎、昆布、海藻、夏枯草、当归、白芍、柴胡、香附、郁金。

功用:软坚散结,疏肝解郁,养血和血。

主治:气结不舒。

用法:水煎服,每日1剂,日服2次。

平消胶囊

组成:郁金、马钱子粉、仙鹤草、五灵脂、白矾、硝石、干漆(制)、枳壳(麸炒)。

功用:活血化瘀,散结消肿,解毒止痛。

主治:对毒瘀内结所致的肿瘤患者具有缓解症状,缩小瘤体,提高机体免疫力，延长患者生存时间的作用。

用法：口服。一次4～8粒，一日3次。

Q

青蒿鳖甲汤《温病条辨》

组成：青蒿、鳖甲、知母、生地、丹皮。

功用：养阴透热。

主治：温病后期，邪伏阴分证。

用法：水煎服。

R

乳康片《中药成方制剂》第十二册

组成：牡蛎75g，乳香30g，瓜蒌75g，海藻60g，黄芪120g，没药30g，天冬60g，夏枯草75g，三棱30g，玄参60g，白术60g，浙贝母30g，莪术30g，丹参75g，鸡内金（炒）30g。

功用：疏肝解郁，理气止痛，活血破瘀，消积化痰，软坚散结，补气健脾。

主治：乳腺增生。

用法：口服。一次2～3片，一日3次，饭后服用。20天为1个疗程，间隔5～7天继续第2个疗程，可连续用药。

乳癖消《中国药典》2015年版

组成：鹿角、蒲公英、昆布、天花粉、鸡血藤、三七、赤芍、海藻、漏芦、木香、玄参、牡丹皮、夏枯草、连翘、红花。

功用：软坚散结，活血消痈，清热解毒。

主治：痰热互结所致的乳癖、乳痈。症见乳房结节数目不等、大小形态不一、质地柔软，或产后乳房结块、红热疼痛。

用法：口服。一次5～6片（每片重0.34g）。

乳增宁《中国药典》2015 年版

组成：艾叶、淫羊藿、天冬、柴胡、川楝子、土贝母。

功用：疏肝散结，调理冲任。

主治：用于肝郁气滞，冲任失调所致乳癖。症见乳房结节、一个或多个、大小形状不一、质柔软，或经前胀痛，或腰酸乏力，经少色淡。

用法：口服，一次 4 粒，一日 3 次。

S

三黄洗剂《外科学》

组成：大黄 15g，黄柏 15g，黄芩 15g，苦参 15g。

功用：清热燥湿，收涩止痒。

主治：一切疮疡，湿热毒蕴者，皮肤红肿、瘙痒渗液、大便秘结，尿少而黄，舌红苔腻，脉数。

用法：用 10～15g，加入蒸馏水 100mL 煎液，与医用石炭酸 1mL 混合摇匀，以棉签蘸搽患处，每日多次。

四君子汤《太平惠民和剂局方》

组成：人参、白术、茯苓、甘草。

功用：益气健脾。

主治：脾胃气虚证。面色萎黄，语声低微，气短乏力，食少便溏，舌淡苔白，脉虚弱。

用法：上为细末。每服两钱，水一盏，煎至七分，通口服，不拘时候；入盐少许，白汤点亦得。现代用法：水煎服。

十全大补汤《太平惠民和剂局方》

组成：人参、肉桂（去粗皮）、川芎、熟地黄、茯苓、白术、炙甘草、黄芪、当归、白芍药。

功用：温补气血。

主治：诸虚不足。

用法：每服二大钱，水一盏，生姜三片，枣子二个，同煎至七分，不拘时候温服。

四物汤《太平惠民和剂局方》

组成：白芍药、川当归、熟地黄、川芎。

功效：补血和血，调经化瘀。

主治：冲任虚损，月经不调，脐腹疗痛，崩中漏下，血瘕块硬，时发疼痛；妊娠将理失宜，胎动不安，腹痛下血；产后恶露不下，结生瘕聚，少腹坚痛，时作寒热；跌打损伤，腹内积有瘀血。

用法：水煎服。

T

托里消毒散《校注妇人良方》

组成：人参、黄芪、当归、川芎、芍药、白术、茯苓、金银花、白芷、甘草。

功用：消肿，溃脓，生肌。

主治：疮疡元气虚弱，或行攻伐，不能溃散。

用法：水煎服。

X

旋覆代赭汤《伤寒论》

组成：旋覆花、人参、代赭石、甘草、半夏、生姜、大枣。

功用：和胃降逆，下气消痰。

主治：用于胃气虚弱，痰浊内阻，胃失和降。症见胃脘胀满、嗳气呃逆，或恶心呕吐，苔白滑，脉弦滑无力者。

用法：水煎服。

香附六君子汤《万病回春》

组成：香附、砂仁、厚朴、陈皮、人参、白术、芍药、苍术、山药、甘草。

功用：燥湿健脾止泻。

主治：脾泻症。食后到饱，泻后即宽，脉细。

用法：上锉1剂。加生姜1片，乌梅1个，水煎，温服。

逍遥丸《中国药典》2015年版

组成：柴胡100g，当归100g，茯苓100g，白芍100g，炒白术100g，茯苓100g，炙甘草80g。

功用：疏肝解郁，养血调经。

主治：肝郁脾虚所致的郁闷不舒、胸胁胀痛、头晕目眩、食欲减退、月经不调。

用法：口服。小蜜丸一次9g，大蜜丸一次1丸，一日2次。

逍遥散《太平惠民和剂局方》

组成：柴胡、当归、芍药、薄荷、茯苓、生姜、大枣。

功用：疏肝解郁，养血健脾。

主治：肝郁血虚脾弱证。两胁作痛，头痛目眩，口燥咽干，神疲食少，或月经不调，乳房胀痛，脉弦而虚者。

用法：上为粗末，每服两钱，水一大盏，烧生姜一块切破，薄荷少许，同煎至七分，去渣热服，不拘时候。现代用法：共为粗末，每服6～9g，煨姜、薄荷少许，共煎汤温服，日3次。亦可作汤剂，水煎服，用量按原方比例酌减。亦有丸剂，每服6～9g，日服2次。

Y

阳和汤《外科证治全生集》

组成：熟地黄、肉桂、白芥子、姜炭、生甘草、麻黄、鹿角胶。

功用：化痰除湿，祛瘀通络。

主治：寒湿痰瘀所致的流注、痰核、瘰疬、乳岩、贴骨疽等病。

用法：水煎服。

Z

左归丸《景岳全书》

组成：熟地黄、菟丝子、川牛膝、枸杞、龟板胶、鹿角胶、山茱萸、山药。

功用：滋阴补肾，填精益髓。

主治：真阴不足证。

用法：上先将熟地黄蒸烂，杵膏，炼蜜为丸，如梧桐子大。每食前用滚汤或淡盐汤送下百余丸。